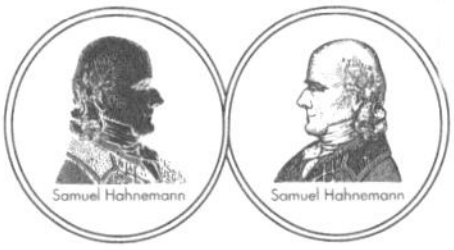
Samuel Hahnemann
Samuel Hahnemann

Nein: nicht Euch ist es bestimmt,
die Knospen zu Blüten zu erschließen.

Schüttelt die Knospe, schlagt dagegen;
es geht über Eure Macht, sie blühend zu machen.
Eure Berührung beschmutzt sie, die Kelchblätter reißt Ihr einzeln
ab und streut sie in den Staub!
Aber keine Farben erscheinen und kein Duft.
Ach! nicht Euch ist es bestimmt,
die Knospen zu Blüten zu erschließen.

Er, der die Knospe öffnen kann, tut es so einfach.

Er schenkt ihr einen Blick,
und der Lebenssaft strömt durch ihre Adern.
Auf seinen Hauch breitet die Blume ihre Flügel
und flattert im Winde.
Farbe brechen hervor wie Sehnsüchte,
der Duft verrät ein süßes Geheimnis.

Er, der die Knospe öffnen kann, tut es so einfach.

Tagore

Ravi Roy
Carola Lage-Roy

HOMÖOPATHISCHER RATGEBER

bei

Schulschwierigkeiten

Lage & Roy

Danksagung

Wir danken herzlich allen Teilnehmern des Seminars „Schulschwierigkeiten“, die durch ihre Mitschriften mit dazu beigetragen haben, daß dieses interessante Thema weiter bearbeitet werden konnte und nunmehr einem größeren Publikum in Buchform zur Verfügung steht.
Wir möchten uns insbesondere bei Andrea Fischer recht herzlich bedanken, die die Protokolle der Kursteilnehmer gesammelt und gründlich überarbeitet hat.
Irene Hahner danken wir sehr für ihre Lektoratsarbeit, Monika Ott für ihre Korrekturtätigkeit und vor allem Renate Marktstätter-Mayr für ihre Geschichten aus dem Schulalltag die Sie im letzten Kapitel finden.
Zeichnungen: Simon Rall, Seehausen (14 Jahre)

Impressum
Homöopathischer Ratgeber
„Schulschwierigkeiten“

Verlag für homöopathische Literatur
Burgstraße 8, 82418 Riegsee-Hagen
Tel. 08841/44 55 Fax 42 98
homoeopathy@ravi-roy.de
www.ravi-roy.de
1. Auflage August 1998
2. Auflage juni 2000
3. Auflage Juli 2003
4. Auflage August 2004

ISBN Nr. 3-929108-19-4

Inhaltsverzeichnis

1. Teil

Grundlegende Gedanken zu Lernstörungen in der Schule

Die Bedeutung der Schule im Leben unserer Kinder

Die gewöhnliche Schule (d. h. die Haupt- und Realschule oder das Gymnasium), die vom 6. Lebensjahr bis zur jeweiligen Abschlußprüfung führt, hat ihren eigentlichen Sinn, das heranwachsende Kind auf das Leben vorzubereiten, verloren. So macht es den Kindern entsprechende Schwierigkeiten, in der normalen Schule zurechtzukommen. Es fühlt sich in ein Schema gepreßt und hat Schwierigkeiten, dem von der Seele vorgegebenen Sinn seines Daseins zu folgen.

Was versteht man nun unter dem Dasein oder dem Sinn des Lebens? Wenn die Seele durch die Menschwerdung zum ersten Mal mit der dreidimensionalen Welt in Kontakt kommt, erhält sie einen Code, in dem die Grundlagen für all ihre Entwicklungsmöglichkeiten vorgegeben sind. Mit dem Eintauchen in die manifeste Welt wird der Impuls gegeben, den Samen dieses Codes zur Entfaltung zu bringen, und das Leben des Menschen fängt an, sich in die vorgegebene Richtung hin zu entwickeln. Jeder Lebenskeim ist von einer Schutzhülle umgeben, so daß er nicht schädlich beeinflußt werden kann. Idealerweise erreicht er „unbefleckt" die Blüte seiner Jugend und erhält sich diesen reinen Zustand sein ganzes Leben lang. Aus diesem für jede Seele einzigartig vorgegebenen Code (Muster) ergeben sich die individuellen Aufgaben,

Pflichten und Verantwortungen. Sie dienen dazu, die Fähigkeiten dieses Menschen immer weiter zu entwickeln und zu schulen und damit seine eigentliche Verwirklichung zu realisieren.
So hat auch die Schule die Aufgabe, dem Kind das entsprechende Lernmaterial zu vermitteln, damit es seine in ihm schlummernden Talente entwickeln kann. Je individueller hierbei auf das Kind eingegangen wird, desto besser kann es seine Lebensaufgabe meistern.
Es gibt drei Phasen des Lernens: die theoretischen Grundlagen, die praktische Umsetzung des Gelernten und das Experimentieren mit dem Gelernten. Die Theorie gibt uns den Rahmen, in dem wir uns zu bewegen haben. Die praktische Umsetzung macht uns mit dem gelernten Stoff vertraut, bis er in Fleisch und Blut übergangen ist. Das Experimentieren bringt die Beweglichkeit, in jeder Situation das Gelernte entsprechend einsetzen zu können, wodurch Meisterschaft erlangt wird. Der Grundlernstoff, um im Leben zurechtzukommen, ist für alle Menschen gleich. Jeder muß also zunächst alle Bereiche des Lebens kennenlernen, dann jedoch immer mehr seine individuelle Richtung finden und schulen. Es ist nicht vorgesehen, daß jeder ein Meister der Musik, der Mathematik oder eines anderen Gebietes werden sollte, aber die Grundkenntnisse aller Bereiche sind eine gute Basis des späteren Lebens.
Der Sinn und die Aufgabe der Grundschule, also der ersten vier Schuljahre, ist es, dem Kind ein Grundwissen aller wesentlichen Lebens- und Wissensbereiche zu vermitteln. Die Lehrer haben die Aufgabe, die Fähigkeiten und Begabungen des Kindes bis zu diesem Zeitpunkt zu erforschen, zu beurteilen und genau zu beschreiben.
Aufgrund des Abschlußzeugnisses am Ende der vierten Klasse werden dann die Kinder in die für sie passenden weiterführenden Schulen eingeteilt. In diesen Schulen sollten zur ganzheitlichen Entwicklung der Kinder zwei grundsätzliche Bildungswege gleichberechtigt angeboten werden: Wissenschaft und Kunst. Bis zur Mittelstufe werden dann die grundlegenden Kenntnisse in den Wissenschaften oder schö-

nen Künsten studiert. Auf diese Weise besteht die Möglichkeit, am Ende der Mittelstufe herauszufinden, welche spezielle Richtung der Wissenschaft oder Kunst für das Kind geeignet ist. Ab diesem Zeitpunkt können alle Energien des Schülers hauptsächlich für dieses Fach eingesetzt werden, bis er darin die Meisterschaft erlangt hat, damit er am Ende der Schule für seine spezielle Lebensaufgabe vorbereitet ist. Um sogenannten „Fachidioten“ vorzubeugen, die in unserem Schulwesen immer bedenkenloser herangezüchtet werden, ist es empfehlenswert, das Interesse an der Vielfalt des Lebens wachzuhalten. So könnte z.B. eine Unterrichtsstunde eingerichtet werden, in der wechselnde Bereiche des Lebens angeboten werden, wie z.B. aktuelle Umweltthemen, Gesundheitsvorsorge, Kultur etc., in der gleichzeitig die Konfliktlösungen trainiert werden.
Die Aufgabe der Universität wiederum ist es, die Vielfältigkeit des Faches seiner Hauptbegabung im praktischen als auch insbesondere im selbständigen Experimentieren zu lehren. Mit dem Abschluß der Lehrstelle, sei es nun ein Handwerk oder die Universität, ist dieser Mensch jetzt bereit, seine eigentliche Lebensaufgabe anzugehen.

Die Rolle der Eltern

Der Einfluß der Eltern beginnt schon ab dem Zeitpunkt, in dem sie sich bereit erklären, eine Seele in ihre Obhut zu nehmen. Spätestens um diesen Zeitpunkt herum beginnt bereits ein Läuterungs- und Entwicklungsprozeß der Eltern, der dem Kind die bestmöglichen Voraussetzungen schaffen kann. Die Empfängnis oder der Entschluß zur Bereitschaft, ein Kind zu adoptieren, sollte daher in größter Achtung für das Leben selbst geschehen, und die Seele des Kindes sollte im Schutz der Herzensliebe beider Elternteile empfangen werden.
Die Schwangerschaft – oder die Wartezeit auf das adoptierte Kind – ist die Zeit, in der beide Eltern dem Kind auf der feinstofflichen Ebene all

ihre Fähigkeiten und Begabungen übergeben können. Ist die Mutter z.B. Musikerin, kann sie dem Kind ihre Lieblingsmelodien und den Geist berührende Klänge vorspielen. Alles, was sie für sich selbst lernt, erlebt und sich Gutes angedeihen läßt, fließt in seiner Essenz in das Kind über. In dieser Weise kann sie mit Freude und ohne Anstrengung ihrem Kind schon im Mutterleib viel grundlegendes Wissen übertragen. Auch ein zu adoptierendes Kind spürt in der Vorbereitungsphase, wenn sich die zukünftigen Eltern geistig auf das neue Familienmitglied einstellen und ihm die eigenen Fähigkeiten zur Unterstützung vorausschicken. Es ist beobachtet worden, daß Kinder von Müttern, die in der Schwangerschaft eine Fremdsprache oder ein bestimmtes Musikstück studierten, später gerade dieses Fach mühelos erlernten(siehe auch HR6: Schwangerschaft). In der gleichen Weise kann auch der Vater das ungeborene Kind fördern, indem er seiner Frau über seine Erfolge im Beruf erzählt.

Die Rolle der Eltern geht also weiter, indem sie das Erbgut, welches sie dem Kind bei der Empfängnis gegeben haben, immer mehr verfeinern und ausfeilen. Dieses Erbgut enthält jedoch, wie wir wissen, nicht nur all ihre fördernden Fähigkeiten, sondern auch ihre Schwächen. Jede Seele hat ihre eigenen Stärken und Schwächen, die in dem schon erwähnten genetischen Code verankert sind. Jedoch ist diese Konstellation noch nicht in ihrer vollen Bandbreite aktiv und fest strukturiert. Sie kann also jederzeit eine völlig neue, positive und lebensfördernde Struktur erhalten. In dem Maße, in dem die Eltern ihre eigenen miasmatischen Belastungen (das heißt den negativen Anteil ihres Erbgutes) beheben, wird auch das Kind dementsprechend von diesen Schwächen befreit, als ob sie niemals existiert hätten. Das gilt für alle Ebenen der Existenz. In den neun Schwangerschaftsmonaten und den ersten zwei Lebensjahren des Kindes ist es also von großem Nutzen, wenn die Eltern jeden manchmal auch noch so mühevollen, persönlichen Einsatz für ihr Kind aufbringen, um vorhandene Miasmen, von denen keiner frei ist, aufzulösen.

Die Eltern sind aus der Sicht des kleinen Kindes das absolute Vorbild. Es sieht und sucht in ihnen das Idealbild eines Vaters und einer Mutter, das es für seine individuelle Entwicklung braucht. Jedes Kind wird unschuldig und mit der Sehnsucht nach Wahrhaftigkeit und nach Verschmelzung mit der Urliebe geboren. Das Bild einer „idealen" Familie, wie sie im Westen z. B. durch Josef und Maria verkörpert wurde, ist in die kindliche Seele eingeprägt. Es sucht bei seinen Eltern nicht den hohen Entwicklungsgrad von Josef und Maria, sondern eine intakte („heilige") Familie. So sucht es oder die Seele sich diejenigen Eltern aus, deren Kind sie sein will, um möglichst viel zu lernen und ihrem Ziel der Verwirklichung näher zu kommen. Dies ist ihr freier Wille! Dieser Umstand führt auch zu der Einsicht, daß Eltern und Kinder nur Wegbegleiter für einen begrenzten Teil der unendlich langen Strecke zum Ziel sind und daß die jeweilige Freiheit des anderen Familienmitgliedes unantastbar ist. Denn wer von uns kennt schon den Gesamtplan der anderen Seelen?

Durch die persönlichen positiven und negativen Eigenschaften der Eltern (und anderer Familienmitglieder) entstehen mit dem Kind verschiedenartige Reibungen, denn das Kind bringt ja auch diverse Eigenschaften mit, die einerseits gefördert und unterstützt, aber andererseits auch korrigiert werden wollen.

Die Aufgabe der Eltern besteht also darin, das Kind als komplexes Wesen zu verstehen, das die eigene Ganzwerdung anstrebt. Die Achtung vor diesem Mut und der reinen Suche des Kindes, das in jedem Falle nach dem göttlichen Plan handelt, ist das eigentlich „Heilige" der Eltern und erfordert endlose Offenheit, Geduld und die Bereitschaft, vieles Unangenehme bei sich selbst zu bereinigen, um das Kind zu fördern; aber auch Gutes in sich zu stärken und dem Kind zu schenken.

Diese grundlegende Bereitschaft der Eltern, in jedem Moment das Notwendige für das Wachstum des Kindes zu tun – das auch Härte und Grenzsetzung bedeuten kann –, ist das, wonach sich jedes Kind sehnt.

Fällt ein Elternteil aus, ist die Herausforderung für alle Familienmitglieder natürlich viel größer, aber auch der Lerneffekt kann dementsprechend reicher ausfallen. Je schwieriger die Aufgabe, desto größer ist der Reifungsgrad!

Die persönlichen Schwierigkeiten des Kindes

Das Kind, das auf der Erde geboren werden will, möchte also bestimmte Lernprozeße durchmachen, um die Schwächen in seinem Wesen (die miasmatischen Belastungen) auszugleichen und letztlich aufzulösen. Von der gesamten miasmatischen Belastung seiner Seele werden nach Abwägen seiner Stärken und Schwächen diejenigen zum Bearbeiten ausgewählt, die es fähig ist zu begradigen. Es kommt demnach mit einem bestimmten Ziel, einer Aufgabe auf die Welt, jedoch kann es sich nach der Geburt nicht bewußt daran erinnern. Bestimmte Lernprozesse stehen also zu bestimmten Zeiten an. Diese können entweder zu einem Segen oder zu einem Trauma, einer tiefen Einprägung werden, je nach Zeitqualität und Begleitumständen. Diese Traumen oder Einprägungen führen zu Lebensmustern, nach denen wir im späteren Leben immer wieder unbewußt handeln und die deshalb die weitere Entwicklung sehr stark beeinflussen, so daß es das Kind trotz bestem Willen sehr schwer hat, die ursprünglich selbstgewählte Lernerfahrung positiv zu erleben.

Verschiedene Lernblockaden

Der Leistungsdruck in der Schule hat eine immer stärkere Auswirkung auf die gesamte psychische Situation des Kindes. Viele Schüler haben Probleme mit der eigenen Akzeptanz, das heißt sich selbst als wertvolles Individuum dieser Gesellschaft zu empfinden. Hinzu kommt

der Zwang, sich an ein Schulsystem anzupassen, das nicht für die Persönlichkeitsentwicklung eintritt, sondern im Gegenteil immer inhumaner wird. Alle Faktoren zusammen bewirken, daß ihm das Leben allgemein keine Freude mehr macht.
In den letzten 35 Jahren ist der Leistungsdruck immer mehr gestiegen – ein Umstand, der es nötig macht, nach Neuerungen im Schulsystem zu suchen, die sich teilweise ja auch schon an einigen fortschrittlichen Schulen durchsetzen.

Folgende Lernhindernisse sind zu beobachten:

1. Konzentrationsstörungen

Sie sind die häufigsten und stärksten Störungen im Schulalltag. Die Aufmerksamkeit des Schülers ist abgelenkt, und der Stoff wird nicht aufgenommen. Die Kinder haben es verlernt – oder nie richtig gelernt –, sich auf den Unterricht und den Lernstoff zu konzentrieren. Außerdem werden mögliche Ablenkungen und soziale Belastungen durch Familie und Umwelt ständig massiver, statt ausgleichend zu wirken.

2. Schulangst

Sie tritt meist vor der Einschulung oder bei Schulwechsel auf. Sie kann sich als Angst vor den Mitschülern, aber auch vor bestimmten Lehrern oder Fächern äußern. Eine besondere Form der Schulangst stellt die Prüfungsangst dar. Das Kind ist mit der Frage konfrontiert, ob es überhaupt leisten kann, was von ihm verlangt wird, und hat deshalb Angst zu versagen.

3. Individuelle Lernhemmungen

Die eigentliche Begabung des Kindes wird leider in den meisten Fällen zu wenig berücksichtigt und gefördert, weil der natürliche, ureigene Lernfluß des Kindes blockiert und unterbrochen ist. In vielen Schulen wird z. B. die Fähigkeit des unreflektierten Auswendiglernens überbewertet, wobei das Kind seine eigene Kreativität und Intelligenz in keinster Weise mit einbeziehen kann. Es kommt infolge dieser Mechanisierung häufig zu Lernhemmungen.

4. Störungen der Feinmotorik

Diese werden deutlich beim Turnen bzw. beim Schreiben. Weil es in der Schule und zu Hause schnell gehen muß (der Lernstoff wird immer umfangreicher), wird die Schrift schlecht, oder der Schüler schreibt einfach nicht alles mit. Zum Üben bleibt auch keine Zeit, und letztlich hat das Kind dann das Gefühl, daß es sowieso keinen Sinn hat, sich anzustrengen. So schleichen sich Schreibfehler ein, denn alle schriftlichen Aufgaben erfordern Zeit zum Denken und Einprägen.
Wenn ein Kind besonders „unbegabt" ist, wird es manchmal so sehr gehänselt, daß es gar nicht mehr in die Schule gehen mag. Hier gibt es die Möglichkeit, ihm ein homöopathisches Mittel (z.B. Aethusa) zu geben, das ihm mehr Mut macht und es stärkt. So wird verhindert, daß das Kind eine Außenseiterrolle einnimmt.

5. Depressionen

Vor der Pubertät sind Depressionen selten, kommen hier aber auch immer häufiger in ersten Ansätzen vor. Ihre Kennzeichen sind: Inaktivität oder Rastlosigkeit, Leistungsstörungen, Traurigkeit, Unlust. Dieser Zustand kann in der Pubertät zum Dauerproblem werden. Dann gesellen sich häufig auch körperliche Beschwerden hinzu, die mit der Zeit in den Vordergrund treten, so daß die eigentlichen Depressionen in den Hintergrund rücken. Es kommt zu Einschlaf- bzw. Durchschlafschwierigkeiten, Angstzuständen, Durchfall, Magenbeschwerden, Kopfschmerzen. Voraussetzung für eine harmonische Entwicklung ist der gesunde Zustand von Körper und Geist. Dabei sind Anregungen durch die Umwelt entscheidend, d.h. die Aufgabenstellung, die das Kind von außen bekommt, ist von Bedeutung für seine Entwicklung. Auch welche Leistungen und wie diese zu Hause gefordert bzw.

gefördert werden sowie die tägliche Übung spielen eine wichtige Rolle.

6. Schulstreß

Die wachsende vielfältige Überforderung heutiger Schüler führt zu Schulunlust, Schuleschwänzen und Verweigerung, nach dem Motto: „Wenn ich nicht zu Hause bleiben darf, werde ich eben krank." Ein Kind kann sich so sehr in diese Rolle hineinsteigern, daß es tatsächlich krank wird. Unpäßlichkeiten in Bezug auf die Schule sollten auf jeden Fall ernst genommen werden, denn sie sind ein Anzeichen, daß irgend etwas im Leben des Kindes verbessert werden muß.

7. Schlechte Noten

Sie sind hauptsächlich das Problem der Eltern. Die einzig adäquate Reaktion auf schlechte Noten lautet: „O.k., wir müssen uns eben noch mehr Mühe geben und herausfinden, was falsch läuft. Offensichtlich haben wir noch nicht genug gelernt oder irgend etwas übersehen." Also nicht die Angst vor dem Versagen steht an erster Stelle, sondern das emotionslose Überlegen, welche Prioritäten jetzt zu setzen sind. Auch hilft es, das Kind zu ermutigen: „Du schaffst es, du kommst in die nächste Klasse!" Sonst ist es vorprogrammiert, daß der Schüler angesichts der Aussicht, es sowieso nicht zu schaffen, keine Lust zu nichts mehr hat. Auch wenn Jugendliche oft so stark und cool tun, als ob ihnen schlechte Noten nichts ausmachen, ist ihr Selbstbewußtsein doch sehr schnell zu schwächen. Diese Unsicherheit ist meist schwer für Erwachsene zu erkennen und die aufgesetzte „Coolheit" reizt nicht selten zu Wutausbrüchen und Moralpredigten von seiten der Eltern.
Schimpfen ist schlimm genug, aber eine Bestrafung wegen schlechter Noten bedeutet das Ende des Familienfriedens. Eine schlechte „Note" kennzeichnet die „Not" der Kinderseele. Ist uns denn diese von einem System geprägte Zahl, die Note, wirklich so viel wert? Oder ist uns nicht die intakte Eltern-Kind-Beziehung wichtiger? Viele Kinder haben sich wegen der von Lehrern festgelegten Zahl für ihre angebliche

Leistung in ihrer Verzweiflung das Leben genommen. Wird als Bestrafung für ein schlechtes Zeugnis die Freizeit eingeschränkt oder das Taschengeld gekürzt, hat dies meist nur die weitere Isolation des Kindes zur Folge. Zwang führt nur selten zum Ziel! Ab einem gewissen Alter wird sich das Kind immer mehr zurückziehen und tun, was es will, z.B. nicht mehr heimkommen. Es herrscht ein zunehmend schlechteres Familienklima, in dem Groll und Haß aufkommen und es eigentlich nur noch um Machtspiele geht, die – je weiter fortgeschritten – sehr schwer wieder rückgängig zu machen sind.

Stattdessen sollten sich alle Beteiligten fragen: „Wo liegt denn eigentlich für jeden von uns das Problem? Wo ist die Ursache? Wo sind die „Mikroben", die „Bakterien", die die Situationen zersetzen und vergiften?"

Gewöhnlich liegt die Ursache zunächst in der Familie: Die Eltern sind wegen Überarbeitung, Arbeitslosigkeit, Mobbing oder momentaner Ehekrise zu gestreßt. Sie haben keine Zeit für die Kinder. Wenn der Vorwurf vom Kind kommt: „Du bist ja nie da!", sollten wir hellhörig werden und unsere Situation überprüfen und einen entgegenkommenden Rahmen als Basis der Kommunikation herstellen.

Die Grundbedingung für ein gesundes Familienklima ist das Mutterprinzip, bei dem die offene, gebende Herzqualität im Vordergrund steht und nicht das Vaterprinzip, der Intellekt, der den Konflikt nur mit dem Verstand lösen will. (Diese Prinzipien sind nicht dem leiblichen Vater oder der Mutter zugeteilt, sondern gelten für alle Menschen gleich; jeder besitzt dieselben verschiedenen weiblichen und männlichen Anteile, die je nach Veranlagung unterschiedlich stark ausgeprägt sind.) Der Intellekt kommt erst zum Einsatz, nachdem die Probleme mit dem Herzen erkannt wurden. Ein „Problem" ist eigentlich eine Aufgabe, die in Ordnung gebracht werden muß – vergleichbar mit einem Loch im Dach, in das Wasser hineinfließt. Wer es gelernt hat, das Loch zu stopfen, ist um eine wesentliche Erfahrung reicher.

Mögliche Ursachen kindlicher Lernstörungen

1. Spannungen mit den Eltern

Oft liegt das Problem bei mangelnder verständnisvoller Zuwendung von seiten der Eltern, wenn das Kind heranwächst und seine Bedürfnisse sich ändern. Erst mit 14 Jahren ist das Kind in der Lage, für sich selbst die Verantwortung zu tragen, vorher sind es die Eltern. Auch dauernde Spannungen zwischen den Eltern führen in den meisten Fällen früher oder später zu immer stärkerem Leistungsabfall. Strenge und Schimpfen führt nicht zum Ziel; eher das Vorbild, mit Konflikten umgehen zu können und Lösungen zu finden. Auch das Vertrauen in das Kind und seine „Richtigkeit" ist von unschätzbarem Wert.

2. Konflikte außerhalb der Familie

- Ein Umzug oder Schulwechsel kann im Kind Unsicherheit auslösen.
- Der Verlust eines „Busenfreundes" ist oft ein tiefer Einschnitt und löst große Trauer aus.

3. Konflikte in der Klassengemeinschaft

Werden die Anforderungen außerhalb der Geborgenheit der Familie zu groß, kann sich diese Überforderung in Lernstörungen äußern. Auslösende Faktoren sind z. B.:

- Schüchternheit des Kindes.
- Körperliche Anomalie oder Behinderungen, über die gelacht wird.
- Ausgeschlossensein durch die Gemeinschaft oder in eine Rolle (z.B. „Klassenkasper") hineingezwängt werden.
- Familiengeheimnisse (z. B. Alkoholismus, Mißbrauch, Scheidung der Eltern, Arbeitslosigkeit), die das Kind mit sich herumträgt.
- Gruppenzwang durch konkurrierende Gangs; evtl. mit Erpressungsversuchen und Gewaltandrohungen.

- Vielfältige Drogenangebote (Zigaretten, Marihuana, harte Drogen, Alkohol).
- Diskriminierung von Ausländern oder religiöse Fehden.

4. Schwierigkeiten mit dem Lehrer

- Einseitige oder gegenseitige Antipathien zwischen Schüler und Lehrer.
- Der Schüler wird vom Lehrer in eine Außenseiterrolle gedrängt und z. B. als der „Dumme“, „Asoziale“ oder „Analphabet“ abgestempelt.
- Der Lehrer besteht auf seiner Machtstellung und arbeitet eindeutig mit offenen oder subtilen Repressalien.

5. Fehlerhafte Schulstruktur

- Mangelnde Lebensfreude durch leistungsorientierten Unterricht.
- Bewegungsmangel durch Lehrermangel und mangelhaftes Unterrichtskonzept.
- Autoritäre statt aufbauende Pädagogik.
- Fehlende Unterstützung der Lehrer durch das Schulministerium (ständige Bedrohung, den Arbeitsplatz zu verlieren) und wenig fördernde Weiterbildungsmöglichkeiten.
- Zu große Klassen.

Stark lernbehinderte Kinder an Sonderschulen und „schwierige“ Kinder

Hier handelt es sich lediglich um eine Steigerung der Probleme, wobei die gleichen Strukturen der Desorientierung zugrunde liegen, nur sehr ausgeprägt, so daß die positiven Kräfte zur Bearbeitung der Lernaufgabe kaum aktiviert sind. Die homöopathischen Mittel, die hier zum Einsatz kommen, bleiben gleich.

Sehr schwierige Kinder sind mit dem tuberkulinischen und/oder syphilitischen Miasma belastet. Sie fordern die Erzieher und Eltern durch ihren Eigensinn oft zum Äußersten heraus und haben durch ihren Machtanspruch große Anpassungsschwierigkeiten. Es fallen Sätze wie: „Der Lehrer ist so behindert!" oder „Die Schule ist so langweilig, was soll ich mit dem blöden Stoff anfangen!"
Ein einsichtiger Geist würde sich sagen: „Ich muß trotzdem lernen, in dieser Struktur zu leben." Aber diese Kinder sind der festen Überzeugung: „Ich passe mich nicht an. Ich will mein Eigenes machen." Wir sind alle in diesem System einem Lernprozeß unterworfen. Doch diese Kinder lernen nicht so einfach und brauchen deshalb verstärkte Hilfe und Zuwendung, nicht nur durch die Homöopathie. So ist z. B. an eine Familientherapie oder Einzeltherapie des Kindes zu denken, oder über das Jugendamt kann eine Vertrauensperson gefunden werden, die sich speziell für den Jugendlichen Zeit nimmt, mit ihm Hausaufgaben macht und über seine Schwierigkeiten spricht.
Adoptivkinder kommen manchmal mit schweren Traumen zu ihren neuen Eltern. In der Schwangerschaft und frühen Kindheit können sie oft Schlimmes erlebt haben. Ihre teilweise starken Verhaltensstörungen, denen Erzieher und Eltern meist hilflos gegenüberstehen, können mit viel Geduld neben anderen Hilfen durch die richtige homöopathische Begleitung verbessert bzw. aufgehoben werden.

Fallbeschreibung:

Um zu verdeutlichen, wie erfolgreich die homöopathische Behandlung einer schweren Lernstörung auch unter schwierigsten Voraussetzungen sein kann, möchten wir in vollem Umfang die Geschichte von Thomas beschreiben. Dieser Fall zeigt auch, welch hohes Maß an Geduld und Vertrauen von allen Beteiligten für den letztendlichen Erfolg notwendig ist:
Thomas, 1981 geboren, lebte nur neun Monate bei den leiblichen Eltern. Der Vater hatte Drogenprobleme, die Mutter Multiple Sklerose.
Er kam im Alter von neun Jahren zu uns in die Praxis. Er ist hyperaktiv und leidet an Candida-Infektion.

Er wächst jetzt viel, strengt sich sehr an. In den letzten zwei Wochen hat er alle nur provoziert. Er wurde beim Stehlen erwischt.
In seiner Rage ist er unbeherrscht, er kann aber auch ganz lieb sein. Wenn er explodiert, fliegen die Gegenstände. Er kommt erst freudig vom Kino, dann rastet er wegen der Knödelsuppe aus und sperrt die Mutter in der Küche ein. In der homöopathischen Praxis hat er Angst bekommen und versucht, die Aggression zu überspielen. Er hat Angst davor, ins Kinderheim gehen zu müssen.
Später äußert er sich über den Besuch in der Praxis so: „Sie haben mich einfach sein lassen, das fand ich schön."
Der Grund seiner Angst: Er weiß, daß er Blödsinn macht und daher abgelehnt werden kann. Aber er hat keine Kontrolle darüber. Er haßt die meisten Gerichte, nur Kartoffelsuppe und Nudelgerichte mag er. Er liest gerne.
☞ ***Verordnung: Arsenicum album LM 120, täglich.***

Nach vier Wochen konnte er sich besser beherrschen. Dann bekam er Alpträume. Er fing an, nachts zu schwitzen, und das Mittel wurde abgesetzt. Jetzt ist sein Aussehen viel sauberer geworden, und er hat zu Hause auch nichts mehr kaputtgemacht.
Nach kurzer Zeit wurde er wieder unruhig. Er träumt, er würde von Indianern von Insel zu Insel verfolgt, weil er sie beschimpft hat. Am Ende wird er von ihnen in die Enge getrieben.
Der Traum ist charakteristisch für das Mittel; es ist eine typisch tuberkulinische Angst. Er möchte seine Vorstellungen durchsetzen, z.B. beschimpfen, hat aber Angst, deswegen zur Rechenschaft gezogen zu werden. Diese Angst zeigt er nicht, sie äußert sich dann aber im Traum.
☞ ***Verordnung: Tuberculinum bovinum LM 120, alle 3 Tage 2 Tropfen.***

Nach Tuberculinum ist er eher vorwurfsvoll und weinerlich, wenn er „sauer" ist. Er fühlt sich ungerecht behandelt und meint, alle anderen Kinder dürften mehr als er.
Er versucht auch, seine Mutter zu überreden oder zu erpressen, indem er ihr Dinge wegnimmt, die sie braucht.
Er ist unruhig, kann sich schlecht konzentrieren und schlecht zuhören, ohne zu unterbrechen. Er fängt beim Essen an, etwas anderes zu tun. Er ißt jetzt viel mehr Süßes (Honig, Eis...), trinkt weniger.

Er hat Kot in der Unterhose (= tuberkulinisches Symptom!). Nachts näßt er das Bett ein.
Er schnitzt wieder mit dem Messer an den Möbeln herum. Er macht Dinge unüberlegt, was ihm hinterher leid tut.
Die Eltern wollen noch ein Zwillingspaar adoptieren, und er fühlt sich sehr benachteiligt.
☞ ***Verordnung: Lycopodium LM 120.***

Begründung: Lycopodium will Seines durchsetzen. Er verträgt es gar nicht, wenn er nicht bekommt, was er will. Entweder er versucht, noch besser oder großzügiger zu sein, um von den anderen akzeptiert zu werden – oder er verfällt in Selbstmitleid. Dann ißt er nur Süßes, aber nicht aus Kummer. Er möchte ja gut sein – deshalb tut es ihm hinterher auch leid.

Lycopodium wurde zwei Wochen gegeben und abgesetzt, weil es ihm schlechter ging. Danach war er für sechs Monate nicht mehr so aggressiv und kam in der Schule besser zurecht.
Der nächste Anruf erfolgte erst 6 Monate später: Thomas hat in der Wohnung Feuer gelegt. Er durchsucht die Sachen der Eltern. Er ißt nicht am Tisch mit den anderen mit. Er braucht viel Geld, das sofort wieder ausgegeben wird. Er trägt Zeitungen aus.
Er droht: „Ich schmeiße gleich die Glastüre ein. Ich mache Terror, solange Papa weg ist."
Er raucht, ißt Süßes ...
☞ ***Verordnung: Hepar sulfuris LM 120, 1x täglich ein Tropfen, u.a. aufgrund der Neigung zum Feuerlegen.***

Danach träumt er zum ersten Mal von seiner leiblichen Mutter, er sucht den mentalen Kontakt zu ihr. Aber er terrorisiert sein Umfeld, wenn er unzufrieden ist. Die Schule will ihn loshaben. Das verunsichert ihn, da er nicht weiß, welche Konsequenzen das nach sich ziehen wird (Tub.). Er bekommt Kopfschmerzen, wenn er abends seine Pflichten/Hausaufgaben nicht erfüllt.
Lycopodium LM 120 hilft etwas, aber nicht ausreichend.
☞ ***Verordnung: Lycopodium LM 240, Tuberculinum bovinum LM 240, jeweils täglich eine Gabe.***

Es folgt eine massive Auseinandersetzung mit dem Lehrer – das zeigt, daß die nächste Schicht seiner Persönlichkeitsentfaltung angegangen wird! Thomas läuft vor der Situtation davon und geht zu seinem Freund. Er wird unverschämt, aggressiv und droht. Er leidet unter der Schule und spricht dies auch aus. Er sagt, sein Leben sei ihm egal, er könne machen, was er will. Er provoziert ständig, um zu sehen, wo die Grenzen sind, ist widerlich und aggressiv, so daß sogar die Lehrer Angst vor ihm bekommen.

☞ ***Verordnung: Stramonium LM 120, täglich eine Gabe.***

Anmerkung: das letztgenannte Symptom (Angst der Lehrer vor ihm) könnte für sich allein auch ein Anzeichen für Tuberculinum sein, wenn die anderen Zustände nicht so deutlich für Stramonium sprechen würden.

Nach Stramonium ist er umgänglicher. Es setzt eine Mundfäule ein; dies ist ein gutes Zeichen, denn es ist wichtig, daß etwas aus dem Körper ausgeschieden wird! Nachdem die Mundfäule erfolgreich mit entsprechenden Akutmitteln homöopathisch therapiert wurde, traut er sich wenig zu, ist unsicher. Er bemüht sich, wird angeberisch.

☞ ***Verordnung: Lycopodium LM 360, einmal täglich.***

Dies tut ihm gut. Allgemein läßt sich feststellen: Je höher die Potenz wurde, desto besser hat er sich im Griff. In der Schule ist er trotz Provokationen sehr beherrscht. Zu Hause ist er kooperativ. Er will Süßes. Er friert im Bett, hat wieder mehr Kopfschmerzen. Er soll die Schule wechseln, was auch sein Ziel ist. Insgesamt hat er sich sehr gut entwickelt.

Jetzt hat Thomas wieder eine kotverschmierte Unterhose (Tub.). Er beschimpft seine Mutter (Tub.). Diese Wiederholung der Symptome zeigt die tuberkulinische Grundrichtung an. Sobald wieder ein Symptom hinzukommt, das Beziehung dazu hat, wird nochmals Tuberculinum verordnet.

☞ ***Verordnung in diesem Fall: Er bekommt zwei Mittel, da von beiden Mitteln Symptome bei ihm zu beobachten sind. Lycopodium tut ihm einerseits gut, deckt aber nicht das Terrorisieren ab. Hier entscheidet***

der Grundsatz, immer bei dem Mittel zu bleiben, das geholfen hat, die Mittelwahl! So wird Tuberculinum bovinum und Lycopodium LM 360, alle 3 Tage, zusammen verordnet.

Danach gibt er sich sehr viel Mühe.
Anschließend bekommt er Ferrum phos. LM 30, denn es handelte sich um eine Zwischenproblematik, auf die in der Verordnung nicht sehr tief eingegangen werden muß, deswegen die relativ niedrige Potenz.
Mit der Zeit wird immer wieder das Grundmittel Tuberculinum eingesetzt, und so findet Thomas allmählich Stück für Stück in seine Mitte zurück.

Behandlungshinweise für Therapeuten

Die folgenden Punkte können die richtige Mittelwahl erleichtern:

- Ein Symptom allein in der Erstanamnese, welches für ein Mittel spricht, ist nicht ausreichend (z.B. das Stichwort „Grenzen“ bei Calcium). Dieses gibt aber die Grundrichtung der Behandlung an. Im Laufe der Behandlung zeigen sich körperliche Symptome und Komplexe, die entsprechend homöopathisch miasmatisch behandelt werden müssen, sonst kann die Behandlung stagnieren oder sich sogar rückläufig entwickeln.
- Es wird immer das behandelt, was sich dem Behandler akut zeigt.
- Bei den herausgearbeiteten Grundmitteln müssen wir aber beharrlich bleiben, auch wenn dazwischen viele andere Mittel notwendig akut zum Einsatz kommen (siehe der Fall Thomas). Hier gilt – nicht gleich aufgeben! Wir neigen nämlich dazu, die Hoffnung und Zuversicht zu verlieren, wenn der Zustand sich ändert oder sich scheinbar verschlimmert. Es zeigt sich aber lediglich die nächste freigelegte Schicht. Diese wird dann noch liebevoller angegangen, d.h. man wählt eine höhere Potenz. Jedoch erst in diesem Moment, denn vorher kann der Hilfesuchende diesen Grad an Heilkraft nicht ertragen. Die homöopathischen Mittel wirken

nicht etwa aggressiv, sondern liebevoll, doch der Geist kann höhere Schwingungen der Liebe in der Regel ohne Vorbereitung nur schwer ertragen.

- Die Frage, ob man während der Behandlung über einen längeren Zeitraum bei einem einzigen Mittel bleiben sollte, läßt sich bei Hahnemann und seinen Schülern leicht nachlesen: Sie alle setzten für die gesamte Behandlungsdauer eines Patienten mehrere verschiedene Mittel ein sowie auch mehrmals ein und dasselbe Mittel, also nicht zwingend nur Einzelgaben. (Nachzulesen ist dieser Zusammenhang bei Rima Handley „Eine homöopathische Liebesgeschichte“ und in der Zeitschrift für klassische Homöopathie 1990)
- Similia similibus curantur – Ähnliches wird durch Ähnliches geheilt!
  Das Ähnlichkeitsprinzip wurde durch die spätere Lehre Hahnemanns als antimiasmatische Behandlung neu definiert. Dies bedeutet, daß das passende Mittel aufgrund des momentan aktiven Miasmas zu verordnen ist. Ein Mensch könnte z.B. die Bilderbuchsymptome von Natrium muriaticum haben, wenn aber dieses Mittel das aktive Miasma nicht abdeckt, kann es nicht richtig wirken.
- Es sind nicht die einzelnen Symptome, die wir behandeln bzw. vergleichen, sondern der gesamte ZUSTAND des zu behandelnden Individuums.

Wie Eltern und andere Wegbegleiter Kinder unterstützen können, ihre Schwierigkeiten zu meistern

In erster Linie wird das Kind von den Eltern positiv beeinflußt, indem diese ihre eigenen Schwierigkeiten meistern. Denn alle Erfahrungen, die das Kind sammelt, haben einen engen Bezug zu den Problemen der Eltern. Die miasmatische Belastung eines Menschen wird auch darin erkennbar, indem man feststellen wird, daß in einer Familie über Generationen hinweg so lange immer wieder ähnliche Themen auftreten, bis sie endgültig gelöst sind. Um ein Familienmuster aufzulösen, muß eine bestimmte Entscheidung bewußt gefällt und daraufhin anders reagiert werden als bisher. Jegliche Entscheidungen werden mit Hilfe der männlichen Kraft, der Autorität, die jeder Mensch in sich trägt, gefällt. Die weibliche Kraft, die naturgemäß ebenfalls in jedem Menschen steckt, ermöglicht durch das verständnisvolle Herz die notwendige Offenheit und Geborgenheit.
Fehlende Entschlüsse und mangelndes Verständnis der Eltern und Erzieher führen zu einem Vertrauensbruch beim Kind, wodurch Angst, Aggression und ähnliche Grundmuster, die in jedem Menschen auf sehr individuelle Weise angelegt sind, aktiviert werden. Wenn diese so entstandenen Traumen nicht ernst genommen, sondern verdrängt oder unterdrückt werden, bleiben sie als ungelöste Verhaltensmuster im Kind bestehen. Es wird fortan ähnliche Situationen herbeiführen, um sich im gewohnten Terrain bewegen zu können, bis es – meist erst als erwachsener Mensch – imstande ist, aus eigener Kraft das Muster in sich anzupacken und aufzulösen. Gleichzeitig muß auch das entsprechende Miasma aufgearbeitet werden. Denn jede Unterdrückung verstärkt den durch das Trauma entstandenen Schutzmechanismus, das Miasma. So vermag die Homöopathie nicht nur Traumen aufzulösen, sondern auch die ursächlichen miasmatischen Belastungen, die dahinter stehen, zu beheben.

Eltern können ihrem Kind also helfen, indem sie gemeinsam versuchen, die auslösende Situation der Verletzung noch einmal zu durchleuchten. Dabei ist es notwendig, eine gewisse Feinfühligkeit dem Kind gegenüber zu entwickeln und vorurteilsfrei Anteil an seinen seelischen Verletzungen zu nehmen. Auch ist es sehr heilend, die eigene Beteiligung an der auslösenden Situation auszusprechen und die Scham über eventuelles Fehlverhalten zuzulassen. Die eigenen Fehler von Herzen zuzugeben, ist ein Charakterzug, den jeder schätzen lernen und in seinen Kern integrieren sollte.

Können wir Lernprozesse beschleunigen?

Generell gilt: je intensiver der Herzenseinsatz, desto schneller der Lernprozeß! Wird zur Quelle, zum Ursprung in sich selbst zurückgefunden, verläuft der Lernprozeß entsprechend tiefer und leichter. Aber den Aufgaben selbst können wir nicht entfliehen.

Die miasmatischen Belastungen der Kinder behindern die optimale Entwicklung der Lernfähigkeit und somit die Meisterung der Lernaufgaben. Die Lernfähigkeit können wir erhöhen, indem die Blockaden (Miasmen) aufgelöst und gleichzeitig die positiven Qualitäten des Kindes gefördert werden.

Aus diesem Grunde müssen wir unseren Kindern unendlich viel Geduld und Zeit schenken. Es ist für alle Beteiligten sehr befriedigend, vollstes Vertrauen in die Fähigkeiten des Kindes zu haben und ihm dieses auch mit entsprechenden Worten in schwachen Momenten mitzuteilen und zu versichern und ihm so den Rücken zu stärken. Kommt die Liebe wirklich von Herzen, hat sie eine enorme Wirkung! Die ganze Situation wird sich langsam ändern, es braucht nur einen mutigen Vorschuß an Vertrauen in die Richtigkeit des Kindes und der eigenen Person und die Zuversicht, daß die Reife des Kindes (und der Eltern) sich von selbst entwickelt. Der ursprüngliche Impuls zur Entwicklung ist ja in jedem Menschen angelegt.

Wenn nun doch einmal das Gefühl entsteht, daß es in der Schule oder in der familiären Situation akut brenzlig wird, kann vor allem durch die Homöopathie akut Hilfe geleistet werden. Die Homöopathie vermag Probleme verhältnismäßig schnell kostengünstig zu lösen. Man denke nur an das Aethusa-Kind, das in der Mittelbeschreibung im 2. Teil angeführt wird: In seinem Kopf wären die Phantasien vorherrschend geblieben und hätten es weiterhin an der Wahrnehmung der Realität gehindert. Durch die Einnahme des Mittels wurde das Kind innnerhalb weniger Wochen geistig anwesend und nahm aktiv am Unterricht teil, während es vorher nur geträumt hatte.

Jedoch ist es zusätzlich sinnvoll, sich über andere mögliche Hilfestellungen zu informieren. So ist zum Beispiel das Superlearning, das in Bulgarien entwickelt wurde, eine bewährte Methode, um Lernprozesse zu beschleunigen. Dabei befinden sich die Kinder durch eine bestimmte Atemtechnik in einem Zustand vollständiger Entspannung und sind gleichzeitig mit größter Aufmerksamkeit bei der Sache. Sie lernen also spielend und ohne Anstrengung. Auch in vielen anderen europäischen Ländern wurde diese Methode von Firmen besonders zum Sprachenlernen für Erwachsene erfolgreich übernommen; jedoch fand sie wenig Zugang in den Schulen.

Alle Therapien und Lernmethoden, die eine geisteswissenschaftliche Grundlage haben, die praktisch in der Durchführbarkeit sind und zum Kern und der Ursache der krankmachenden Muster vordringen, sind neben der Homöopathie günstig für den Heilungsprozeß.

Eine Fremdsprache könnte man beispielsweise innerhalb von zwei Wochen lernen, indem man von morgens bis abends Superlearning betreibt und zusätzlich Ferrum phosphoricum einnimmt. So gesehen leben wir in einer günstigen Zeit, weil uns heutzutage all diese Angebote zur Verfügung stehen.

Nachhilfe

Es gibt einige Kinder, die durch Veranlagung, aber vor allem durch weit zurückliegende körperliche oder seelische Verletzungen derart behindert sind, daß sie den in der Klasse durchgenommenen Stoff nicht richtig verarbeiten können, um in der Klasse mitzuhalten.
Den meisten Kindern würde Nachhilfe erspart bleiben, wenn Eltern und Lehrer von Anfang an einen regelmäßigen Austausch über den Lernverlauf des Kindes pflegen würden. Findet dieser Kontakt zu selten statt, entstehen oft unbemerkt Lücken im Wissen und Verständnis, die später nur mühsam ausgebügelt werden können. Braucht das Kind in dieser Phase kurzzeitig Nachhilfe, sollten die Eltern schnellstmöglich handeln. Es gilt, gemeinsam mit dem Kind und dem Lehrer das Problem zu untersuchen und die optimale Unterstützung zu finden. Meist sind es Schwierigkeiten, die mit etwas Disziplin und entschlossenem Einsatz leicht zu beheben sind. Es lohnt sich, es nicht so weit kommen zu lassen, daß der Schüler regelmäßig Nachhilfe braucht. So könnte verhindert werden, daß die bedenklich stimmenden Zahlen der regelmäßigen Nachilfe in Deutschland weiter anwachsen, denn zwischen 65 und 80 Prozent der Schüler brauchen irgendwann einmal Nachhilfe, und 8 bis 10 Prozent brauchen sogar regelmäßig Nachhilfe – das sind über eine Million Schulkinder!
Viele Nachhilfeinstitute sind zudem zu kommerziell orientiert. Über 30 Prozent der Nachhilfelehrer verfügen nicht über pädagogisches Wissen, wodurch das Problem verschärft wird – die Eltern zahlen viel Geld für mangelhafte Leistung. Wie auch in den Medien häufig berichtet wird, werden eine Reihe von Nachhilfeeinrichtungen von Sekten geführt, die die Kinder für ihre Zwecke gewinnen wollen. Dies ist nicht immer leicht zu erkennen. Über 15.000 Jugendliche gehören in Deutschland zum harten Kern der Anhänger dieser Sekten. Sie sorgen für weiteren Zuwachs. Ein typisches Merkmal für derartige Institutionen ist ihr eifriger Fanatismus. Sobald ein Kind, das eigentlich nur Nachhilfe empfangen sollte, erste Persönlichkeits-

veränderungen zeigt und die Eltern zunehmend ständig in Frage stellt, ist Vorsicht geboten – vorausgesetzt, es herrschte vorher ein respektvoller Umgangston in der Familie.
Der beste Schutz vor einem Mißbrauch besteht darin, die ersten Anzeichen rechtzeitig zu Hause zur Sprache zu bringen. Wichtig ist, daß Eltern sich selbst um die Nachhilfemöglichkeiten bemühen und sich über einen qualitativ hochwertigen Förderunterricht informieren. Werfen Sie auch einen kritischen Blick auf die Verträge mit Nachhilfeinstituten und informieren Sie sich über die fachliche Qualifikation der Lehrer.
Bevor Sie die entsprechende Förderung für Ihr Kind organisieren, sollte abgeklärt werden, ob Ihr Kind schlecht sehen kann und deswegen im Unterricht vieles verpaßt. Hier kann auch die beste Nachhilfe nicht die gewünschte Abhilfe leisten. Oder ob es nicht an einer angeborenen Lese- und Rechtschreibschwäche, der Legasthenie, leidet. Wobei zu bemerken ist, daß der Begriff der Legasthenie weder medizinisch noch psychologisch fachlich definiert ist und deshalb immer noch als allgemeines Schlagwort für Schulschwierigkeiten benutzt wird.
Es gibt über 3.000 Spiel- und Lernmittel zur Förderung der Schüler, – rund ein Fünftel davon wird den pädagogischen Mindestanforderungen nicht gerecht! Oft sind es gerade die einfachen Hilfsmittel und die ausschließliche Beschäftigung mit dem Kind, die ihm gut tun und die meist schon ausreichen, um es neu zu motivieren für den Unterrichtsstoff.

Wann ist Nachhilfe durch die Familie möglich?

Um dies zu entscheiden, sollten folgende Überlegungen angestellt werden:

- Ist es sinnvoll, wenn die Nachhilfe von einem Familienmitglied übernommen wird? Sind die Eltern oder Großeltern ausreichend dazu geeignet?

Diese sollten über das nötige Wissen verfügen (was gar nicht so leicht und selbstverständlich ist!) und die Zeit für die ungestörte Zuwendung haben. Die Großeltern sind weniger geeignet, viele leben nicht mehr in unserer Zeit und haben wenig Bezug zur Realität ihrer Enkel. Zudem sind viele zu gutmütig und lieben die Enkel zu sehr, um die notwendige Disziplin zu vermitteln. Gutgesinnte Freunde sind dagegen für Nachhilfe geeigneter.

- Ist die Versetzung gefährdet?
  Dann ist Einzelnachhilfe von einem qualifizierten Pädagogen erforderlich. Sonst kommt auch Gruppennachhilfe in Betracht. Besonders, wenn ein Kind nicht gern allein lernen will, motiviert gemeinsames Lernen.
- Sind Sprachferien sinnvoll?
  Forschungen haben gezeigt, daß sie erst ab einem Alter von 15 Jahren sinnvoll sind. Vorher sollten die Eltern lieber die eigenen Kenntnisse auffrischen und sie dem Kind vermitteln.
- Kommt ein Internat in Betracht?
  Für ein Internat sind die folgenden Punkte zu bedenken: Meist haben die Kinder in derartigen Einrichtugen lange Unterricht, anschließend werden die Hausaufgaben gemacht, und dem Kind bleibt somit kaum Freizeit, um auf dumme Gedanken zu kommen. Die Entscheidung für ein Internat ist sehr individuell zu fällen und sollte nur im Einverständnis mit dem Kind erfolgen. Es gibt inzwischen schon einige Internate, die nach humanen und ganzheitlichen Konzepten errichtet sind, wie z.B. die Odenwaldschule und verschiedene anthroposophische Einrichtungen. Jedoch sind diese meist sehr teuer, und die Wartelisten sind lang. Aber bei besonderer Notlage kann Unterstützung beantragt werden; informieren Sie sich bei dem Schulbeauftragten an der Schule Ihres Kindes!

Wie können Sie die Nachhilfe unterstützen?

- An erster Stelle steht die grundsätzlich positive Annahme, daß das Kind alle Fähigkeiten zur Entwicklung in sich birgt. Motivationen in schwachen Momenten, wie z.B. „Ich weiß, daß Du es kannst! Das schaffen wir!" schaffen eine entspannte Basis. Gegebenenfalls ist die Erwägung, die Klasse zu wiederholen, genau richtig für die Entwicklung des Kindes, oder man entschließt sich eindeutig dazu, sich die Extrazeit zu nehmen, um den ganzen Stoff noch einmal durchzupauken.
- Durch das Herstellen von Lernhilfen wird das tägliche Einüben erleichtert. Man kann für die Vokabeln und anderen Lernstoff z.B. einen Karteikasten anlegen. Dadurch ist ein gezieltes Lernen möglich. Durch Aussortieren der gekonnten Vokabeln wiederholt das Kind nur das, was es nicht kann. Das Aussortierte überprüft es einmal wöchentlich, um zu sehen, ob noch alles parat ist. Sonst kommt es in den Kasten zurück.
- Jedes Kind braucht andere Lernhilfen. Das eine lernt besser, wenn es dabei laut spricht oder singt, das andere wiederum lernt am besten, wenn es alles einmal mit eigenen Augen gesehen oder gelesen hat, das dritte kann den Lernstoff am besten durch rhythmische Bewegungen und Hin- und Hergehen umsetzen. Oder aber das Kind erfaßt den Lernstoff durch intuitive Wahrnehmung der gesamten Lernsituation.

Medikamente

Eine weiteres Problem stellt der Medikamentenmißbrauch dar. Zum Abbau von Konzentrations- und Lernstörungen werden teilweise starke pharmazeutische Giftstoffe eingesetzt. Sie sollen Unlustgefühle abbauen, die Intelligenz verbessern – und sind somit Drogen im eigentlichen Sinne! Die unbedachte Verordnung dieser Medikamente unterstützt das ohnehin in unserer Gesellschaft latent vorhandene Suchtverhalten (Alkohol, Zigaretten, Workoholic...). Zwei Drittel der Psychopharmaka werden von schulmedizinischen Fachleuten als negativ bewertet, da sie erhebliche Nebenwirkungen aufweisen. Der Teufelskreis von Krankheiten, Verhaltensauffälligkeiten und weiteren schädlichen Medikamenten nimmt seinen Anfang. Mit Hilfe der Homöopathie können die schädlichen Nebenwirkungen der Psychopharmaka ausgeleitet werden, und das Kind wird in seiner Ichfindung gestärkt, so daß diese Art Medikamente überflüssig werden.

Feng Shui und Geomantie

Feng-Shui-Maßnahmen erhöhen den Lerneffekt. Die chinesische Kunst der Geomantie, das Wissen um eine ganzheitliche Umwelt- und Raumgestaltung, lehrt, wie die kosmischen Energien optimal genutzt werden können, um den Lebensfluß eines Menschen zu unterstützen und nicht zu blockieren. Dies ist verständlicherweise auch sehr wichtig für die Gestaltung des Kinderzimmers, bzw. für den Arbeitsplatz des Kindes. Durch ungünstig angeordnete Möbel oder durch von anderen Störfaktoren entstandene niedrige Energien wird der in diesem Raum lebende Mensch nicht belebt, sondern eher geschwächt. Oder er kann die vorhandenen Energien nicht optimal nutzen, bzw. die Konzentration beim Lernen und Arbeiten wird negativ beeinflußt. Geopathogene Störzonen, wie Wasseradern oder Strahlenkreuzungen, können Streß verursachen, besonders wenn der Arbeitsplatz und die Bettstelle des Kindes belastet sind. Durch die Kunst des Feng Shui wird die Energie im Raum erhöht, was sich in der Folge u. a. auch günstig auf das Lernverhalten des Kindes auswirkt. Wenn trotz homöopathischer Behandlung der Erfolg nicht der Erwartung entspricht, sollte man auch überprüfen, ob es sich in der Wohnung nicht um ein Feng-Shui-Problem handelt.

2. Teil

Homöopathische Hilfen bei Schulproblemen

1. Schulangst

Schulängste sind in der Tiefe ohne Homöopathie kaum zu beeinflussen, da die Ursachen schon sehr früh in der Biographie eines Menschen angelegt sind. Zur Behandlung der Schulangst stehen vier Mittel im Vordergrund:
Calcium carbonicum, Lycopodium, Tuberculinum und die Polionosode.

Calcium carbonicum (Austernkalk)

Der im Getriebe Verlorene

Dieses Mittel wurde von Hahnemann aus der Austernschale durch Verreiben und Potenzieren hergestellt. Das Bild der dicken, festen Austernschale, die sich schützend um das weiche glibberige, fast strukturlose Muschelfleisch schließt, charakterisiert den Menschen, der Calcium carbonicum braucht.
Es scheint, als ob der Austernschale ihre Festigkeit, Form und Kraft genommen wird, um daraus ein kostbares Kleinod wachsen zu lassen – eine strahlend weiße, makellose Perle. Aber nicht jede Auster vermag eine Perle in sich entstehen zu lassen.
Das Calcium-Kind kommt schon mit einer Grundangst auf die Welt. Von Anfang an besteht das Gefühl, daß seine Struktur nicht fest

genug ist, mit Lücken versehen, irgendwie minderwertig. Darin liegt die Ursache für die vielfältigen Ängste des Calcium-Kindes. Auch das Material zum Aufbau von Knochen und Sehnen ist fehlerhaft, und es fehlt der Wille, sich durchzusetzen. In ihm möchte etwas ganz Kostbares wachsen, aber wie soll ihm das gelingen, wenn es sich nicht von allen Seiten beschützt fühlt?

In der vertrauten Umgebung fühlt sich das Calcium-carbonicum-Kind mit all seiner Weichheit und Offenheit sicher. Dies bietet das Zuhause, das vom weiblichen Mutter-Prinzip geprägt ist. Seine Kräfte fließen nach innen und lassen es zu, daß ein felsenfester Kern entstehen kann. Sobald das Calcium-Kind aber seine gewohnte Umgebung verlassen muß, um in den Kindergarten, die Schule oder zur Universität zu gehen, fühlt es sich den Widrigkeiten des Lebens schutzlos ausgeliefert.

Wenn die Mutter das Kindergartenkind eine Zeitlang begleitet, fällt es ihm leichter, sich auf die neue Situation einzustellen. Nach einiger Zeit kann es sogar alleine im Kindergarten bleiben.

Sobald aber eine außergewöhnliche Belastung auftaucht, sei sie körperlich, seelisch oder geistig, kommt es zu Problemen. Das Kind mag morgens nicht in die Schule gehen, klagt über Bauchschmerzen, hat keinen Appetit, schläft unruhig, träumt schlecht, fängt wieder an, am Daumen zu lutschen oder einzunässen.

Das Calcium-Kind hat immer Angst, wenn es die gewohnte Struktur verlassen muß und sich auf eine neue einstellen soll. Es verlangt nach einem klaren, festumrissenen Rahmen, dem väterlichen Prinzip. Wenn es sich nicht auf etwas Bestimmtes einstellen kann, wird es unruhig. Alles muß genau definiert sein. Das Calcium-carbonicum-Kind hat grundsätzlich Schwierigkeiten mit Anstrengungen, seien sie körperlich, seelisch oder geistig. Im positiven Zustand formt sich in ihm eine fast unerschöpfliche Kraft, im negativen Zustand reagiert es sofort bei Abweichungen von der vorgeplanten Form, z.B. von einem bestimmten Unterrichtsstoff, denn dies bedeutet für das Kind eine große geistige Anstrengung.

Wenn es ihm zuviel wird und keine feste Hand ihn durch die unvorhergesehenen Anforderungen leitet, will der Calcium-Schüler gar nichts mehr machen.
Je enger der Rahmen gesteckt ist, desto schneller ist das Calcium-carbonicum-Kind überfordert und desto größer fällt die Erschöpfung aus.
Je großzügiger und häuslicher der Rahmen ist, desto besser geht es ihm. Jede Desorientierung strengt es an, denn es muß seine eigenen Vorstellungen verlassen, sich auf eine neue Struktur einstellen, und das kostet viel Kraft. Eine ähnliche Problematik ergibt sich auch, wenn es sein Zuhause verläßt. Schnell bekommt es Heimweh und möchte wieder zurück. Am wohlsten fühlt es sich, wenn es erst gar nicht fort muß. Dies macht es so empfänglich für die Angst vor der Schule.
Das Calcium-Kind mag Sport nicht besonders gerne, außer Schwimmen oder Tanzen, was ihm sehr gut tut.
Calcium carbonicum ist auch ein häufig eingesetztes Mittel für Schüler, die nicht rechnen können.

Wie können Eltern und Erzieher das Calcium-carbonicum-Kind fördern?

- Das Kind braucht als Grundbedingung das Gefühl, im warmen Schoß der Familie geborgen zu sein. Schaffen Sie zusammen mit den Lehrern auch eine warme häusliche Atmosphäre im Klassenzimmer (kuschelige Leseecke, Schmusetiere, weiche Kissen oder Sitzteile auf harten Schulstühlen). Seine Schwierigkeiten beim Rechnen können Sie dadurch auflösen, indem Sie ihm zeigen, wo der Nutzen im täglichen Leben liegt. Richten Sie ihm zu Hause eine Arbeitsecke ein, in der es sich wohl und geborgen fühlt. Dieser Bereich sollte immer gepflegt und aufgeräumt sein und keine größeren Änderungen erfahren, damit er eine vertraute Ecke bleibt.
- Das Frühstück vor der Schule sollte kräftig und eiweißhaltig sein (Milch, Eier, Sojalecithin, heißer Milchbrei, jedoch weniger Brot). Etwas frischer Obstsaft (wenn gewünscht) gleich nach dem Aufstehen kann die Konzentration ebenfalls stärken. Die beste Art, seine Konzentration zu unterstützen, besteht in guten kräftigen Mahlzeiten nach der Schule. Eine halbe Stunde später können Sie sich gemütlich mit dem Kind hinsetzen und in aller Ruhe die Hausaufgaben machen.
- Hintergrundmusik von Beethoven, Vivaldi oder Bach und Naturtöne z.B. von Walen, Vögeln, Delphinen und Fröschen stärkt seine Konzentration bei den Hausaufgaben.
- Um das Kind rechtzeitig ins Bett zu bringen, sollten Sie ein abendliches Zu-Bett-Geh-Zeremoniell mit ihm pflegen, z.B. Bücher vorlesen, die seinen Geist nähren, mit ihm beten und etwas kuscheln.
- Ein langsames, aber gleichmäßiges Lerntempo entspricht dem Calcium-Kind. Eine gelegentliche Temposteigerung aktiviert es und baut es auf.

Wie fördert das Mittel Calcium carbonicum die Entwicklung des Schulkindes?

- Durch Calcium wird das Schulkind auch in widrigen Situationen lernen, das Gefühl der Geborgenheit und Häuslichkeit in sich zu tragen, indem es sich dieses Gefühl in seiner Phantasie ausmalt.
- Zu Hause lernt es, bei den stürmischen Reaktionen anderer gelassen zu bleiben. Dieser Sturm ist nicht mehr bedrohlich, da sein Heim buchstäblich durch die Austernschale geschützt wird. Genauso kann es jetzt Sticheleien besser abwenden.
- Seine Abneigung gegen aktive Sportarten wird überwunden, indem es nun aktiv Sport betreibt, ohne dabei jedoch seine gemächliche Ruhe zu verlieren.
- Seine Begabungen für Musik, Kunst und Mathematik können sich jetzt frei entfalten.

Das Motto von Calcium carbonicum lautet:
**„Ich finde einen festen Halt in mir selbst.
Das Herz ist die Quelle des Lebens!“**

Fallbeispiel:

Julia bekommt in der Kälte und nach der Schule immer Kopfschmerzen. Sie ist lebhaft, und es fällt ihr schwer, in der Schule ruhig zu sitzen. Frühzeitig lernte sie sitzen, laufen und sprechen. Sie schläft wenig und braucht am Abend zwei Stunden zum Einschlafen. Nachts möchte sie dreimal etwas trinken. Bei Vollmond hat sie oft Alpträume. Immer wieder treten Kopfläuse auf. Sie neigt zu Atemwegserkrankungen, vor einigen Jahren wurden die Mandeln entfernt. Die Schule ist langweilig, weil dort alles tausendmal wiederholt wird. Im Spiel vergißt sie nichts. Ausflüge macht sie gerne. Ihre Lieblingsfächer sind Mathematik, Handarbeit und Sachkunde, Sport mag sie nicht.

Sie ißt gerne Spinat und Pfannkuchen, auch Fischstäbchen. Tomaten und Kartoffelsuppe mag sie nicht. An Obst ißt sie nur Äpfel, Birnen und Bananen, gelegentlich vielleicht Weintrauben. Sie liebt Käse, lehnt Joghurt jedoch ab. Allgemein ißt sie gerne viel.

Julia kaut an den Nägeln. Sie ist sehr hilfsbereit (Mutterprinzip!) und absolut zuverlässig. Sie braucht jedoch Grenzen und eine straffe Hand, leider hat sie eine antiautoritäre Lehrerin. Manchmal muß man sie scharf ansprechen, sonst hört sie nicht. Sie ist sehr fordernd, platzt ins Gespräch hinein. Ihre Überintelligenz ist unterfordert. Sie ist sehr romantisch. Sie friert selten, außer im Wasser. Bei Wetterwechsel bekommt sie Kopfschmerzen.

Das Calcium-carbonicum-Kind braucht Grenzen – ganz im Gegensatz zum Lycopodium-Schüler. Der Lycopodium-Schüler mag keine straffe Hand. Er ist froh, wenn er nicht gefordert wird. Das Calcium-Kind kann sehr lebhaft sein, und man merkt nicht unbedingt, daß wenig Substanz vorhanden ist. Eigentlich ist zuviel (äußere) Substanz da, aber nicht in der Zusammensetzung, die es braucht – nämlich die innere. Das Calcium-carbonicum-Kind hat immer Probleme mit der Überanstrengung, obwohl es sehr vital sein kann.

Wir sind meist zu stark von der negativen Darstellung der Arzneimittelbilder geprägt. Als Homöopathen müssen wir uns bemühen, den Menschen im gesamten Spektrum des Mittels zu sehen und nicht den negativen, krankhaften Zustand isoliert zu betrachten.

Wir fragen uns: Wie konnte Julia den krankhaften Zustand entwickeln? Calcium carbonicum ist im positiven Zustand unerschöpflich. Es ist von allem im richtigen Maße da. Julia weiß, wo sie sich ohne Probleme bewegen kann. Zu Hause, in ihrem Rahmen, wo die Grenzen klar sind, fühlt sie sich geborgen, und sie ist stark. Geht sie über diesen Rahmen hinaus, genügt die geringste Anstrengung, und sie klappt zusammen. Je geringer die Geborgenheit empfunden wird, desto schneller setzt die Entkräftung ein. Kopfschmerzen stellen sich nur ein, wenn etwas Außergewöhnliches nicht in den Rahmen paßt oder wenn der Rahmen ganz fehlt.

Man sollte von dem mütterlichen Calcium-carbonicum-Kind nicht zu viel väterliche Qualitäten auf einmal verlangen. Dies entspricht nicht seinem Rahmen und es erschöpft ihn.

Sport mag Julia nicht: „Das ist was für Jungs, nicht für Damen oder zierliche Menschen." Da sträubt sich etwas in ihr! Handarbeit paßt besser. Mathematik kann sie so präzise, da möchte sie sofort alles ausrechnen.

Der Calcium-carbonicum-Typ besitzt zwei entgegengesetzte Pole: einerseits die Begabung für Mathematik, andererseits kann es sein, daß er überhaupt nicht rechnen kann. Für Calcium ist die Präzision wichtig, alles muß genau definiert sein. Sonst gerät er in Unruhe oder flippt aus.

☞ ***Für Julia lautet die Verordnung: Calcium-carb. LM 120, 1 x tgl. 2 Tropfen.***

Unterschiedliche Einstellungen einiger Arzneimittel in Bezug auf das Zuhause:

- Der *Calcium-carbonicum-Typ* ist ortsgebunden. Er will am liebsten zu Hause bleiben, bzw. dieses überall hin mitnehmen.
- Für den *Bryonia-Typ* ist das Zuhause der Ort der gewohnten Umgebung. Er will schnell wieder daheim sein.
- Der *Capsicum-Typ* fühlt sich nur im eigenen Landstrich wohl. Schon bei kleineren Grenzüberschreitungen bekommt er Heimweh.
- Das *Calcium-phosphoricum-Kind* hat überhaupt kein Zuhause und sucht überall danach.
  Zur Calcium-Basis kommt das Phosphor-Element und verändert dadurch den Typ entsprechend. Phosphor kann nicht ortsgebunden bzw. mit einem einzigen Menschen zusammen sein. Er verkümmert dabei. Trotzdem kann Calcium phosphoricum mit nur einem Menschen zufrieden sein, vorausgesetzt, dieser Partner verkörpert vieles zugleich. Er braucht ein vielfältiges Zuhause, d.h. am besten jeden Tag einen Ortswechsel. Wenn es das für ihn nicht gibt, irrt er von einem Ort zum anderen. Ihm ist schnell langweilig.
- *Phosphor* ist auf der Suche nach dem bunten Zuhause. Seine Lösung: Er muß den vielfältigen Menschen, den er sucht, in sich selbst finden!

Lycopodium (Bärlapp)

Der unsichere Unterdrückte

Hier liegt der Kern der Angst in den Anforderungen von außen und an sich selbst. Der Schüler richtet den Anspruch an sich: „Wenn ich etwas mache, will ich es auch richtig und gut machen.“ Die Ungewißheit über das, was auf ihn zukommt, macht den Lycopodium-Schüler ängstlich. Er fühlt sich der Sache nicht gewachsen, weil er eigentlich genau wissen müßte, was von ihm verlangt wird. Wenn von ihm etwas außer der Reihe verlangt wird, möchte er am liebsten weglaufen. Dieses Verhalten findet man auch im Umgang mit Spielkameraden. „Ich komme gerne und ich sage euch, was ich will und kann, aber wenn euch das nicht gefällt oder ihr etwas anderes machen wollt, komme ich nicht mehr.“

Sobald er mit einer ungewissen Situation konfrontiert ist, wie etwa beim Schulanfang, hat er Angst, sich zu blamieren. Glaubt er, daß seine Kenntnisse ausreichen, gibt es keine Probleme. Aber im negativen Lycopodium-Zustand fürchtet er, daß mehr von ihm verlangt wird, als er zu bieten hat. Deshalb traut er sich dann auch nicht, in die Schule oder in eine neue Klasse zu gehen. Bei jedem neuen Lehrer überfällt ihn von neuem die Angst. Er möchte das, was er kann, gut machen, weil er von anderen Anerkennung braucht. Der Lycopodium-Schüler bemüht sich, es auch den Menschen recht zu machen, die etwas anderes oder noch mehr von ihm erwarten. Eigentlich ist er sehr kreativ und bevorzugt es, nach seinen eigenen Vorstellungen zu leben. Das wird leicht zum Problem bei der Vorbereitung für die Schule. Wegen der erhofften Anerkennung kann es vorkommen, daß er zuviel Arbeit auf sich nimmt, die er unmöglich alleine bewältigen kann. Nun resigniert er oder tut gar nichts mehr. Er versucht immer, alles so gut zu erklären, daß die anderen es verstehen und umsetzen können. Für den Fall der Fälle hat er viel Wissen parat. Vieles kann er auch sehr gut und möchte es in seiner schöpferischen Weise durchführen, jedoch zwingt ihn der Zeitmangel oft, einiges davon zu streichen. Ein guter Lycopodium-Schüler hat so viel Wissen gespeichert, daß im Grunde genommen keine Prüfung schiefgehen kann, jedoch kommen die Lehrer dann ausgerechnet gerade mit dem daher, das er übersehen oder vernachlässigt hat. „Wenn ich vorher gewußt hätte, daß etwas anderes verlangt wird, wäre ich erst gar nicht zur Prüfung gekommen." Er weiß nicht, ob er den Anforderungen gerecht wird.

Schlechte Noten beeindrucken ihn nicht besonders, weil er sich trotzdem für wissend hält. Er erwartet zwar viel Anerkennung, aber im ausgewogenen Zustand ist er nicht sonderlich abhängig von den Noten, da er ein starkes Selbstbewußtsein besitzt. Auch wenn er den Unterrichtsstoff nicht parat hat, kann ihn das nicht erschüttern. Sein Allgemeinwissen ist überdurchschnittlich gut, das verleiht ihm ein Gefühl der Sicherheit und Überlegenheit. Wenn er von Lehrern diskriminiert wird, kann es zur Verweigerung kommen nach dem Motto: „ Ich mache nur das, was mir Spaß macht."

Wie können Eltern und Erzieher das Lycopodium-Schulkind fördern?

- Sie sollten es mit positiven Bestätigungen und Lob aufbauen. („Das hast Du gut gemacht!" „Du kannst es und Du schaffst es!") Benutzen Sie dabei aber keine Superlative, um sein Ego übermäßig aufzublasen. (Wie z.B. „Toll, super, besser hätte es niemand machen können!")
- Fesseln Sie sein Interesse mit Fakten, aus denen Sie die Einzelheiten und Grundlagen herausarbeiten. Es braucht Ordnung und Gründlichkeit. Mit übergeordneten Begriffen, die ihm den Sinn des Gesamten vermitteln, können Sie ihm helfen. Mit der Feststellung z.B., daß „Hertz" ein bedeutender Physiker war und die Wellenlänge nach ihm benannt wird, ist sein Interesse für die Einzelheit geweckt.

- Seine Angst vor der Schule können Sie dämpfen, indem Sie das Kind als Gleichberechtigten betrachten. „Du bist ein prächtiger Kerl, und wir werden gut zusammenarbeiten!"
- Die phasenweisen Ängste vor einer neuen Situation können Sie ihm nehmen, indem Sie es an seine vergangenen Erfolge erinnern. Bevor es die Hausaufgaben macht, ist Spielen an der frischen Luft hilfreich. Machen Sie anfangs mit ihm zusammen die Hausaufgaben; wenn es gut läuft, können Sie sich auf Rufnähe entfernen. Seine beste Konzentration für Hausaufgaben besteht bis 16.00 Uhr, die deshalb bis dahin abgeschlossen sein sollten. Danach kann es draußen spielen.
- Seiner Prüfungsangst kann durch Zusammenfassung und Gliederung des Stoffes vorgebeugt werden. Der großen Vergeßlichkeit begegnen Sie durch rechtzeitiges Planen und Vorbereiten. Gehen Sie Geschriebenes nochmals gründlich mit ihm durch, um seine Neigung zu Flüchtigkeitsfehlern abzubauen.
- Vor einem längeren Konzentrationseinsatz, wie z.B vor einem Deutschaufsatz, sollte ein Lycopodium-Schüler nur mäßig essen, sonst verfällt er in Unlust.

Wie fördert das Mittel Lycopodium die Entwicklung des Schulkindes?

- Durch Lycopodium wird das Schulkind selbstbewußter und verliert seine Angst, nicht gut genug zu sein.
- Neue Situationen geht es dann mit Enthusiasmus und Gelassenheit an.
- Es fängt an, seine Hausaufgaben diszipliniert und mit Spaß durchzuführen. Fernsehen und andere Ablenkungen sollten nur mäßig genossen werden.
- Das Lycopodium-Kind entwickelt sich zu einem begeisterten Physiker, Biologen oder Techniker.
- Es lernt, mit anderen achtsam und respektvoll umzugehen.

Lycopodium muß oft in Kombination mit Tuberkulinum bovinum gegeben werden.

Das Motto von Lycopodium lautet:
„Ewig wird die Sonne scheinen.“

Tuberculinum bovinum (Rinder-Tbc-Nosode)

Der Individualist fürchtet um seine Macht

Auch das tuberkulinische Kind hat Angst vor der Schule. Meist ist es einfach, dieses Mittel an den Allgemeinsymptomen zu erkennen, doch dieÄngste des tuberkulinischen Kindes liegen für andere oft nicht sichtbar im Verborgenen. Sie betreffen die Auseinandersetzung mit der Autorität.

Lehrer haben in der Schule naturgemäß die Autorität, aber der Tuberculinum-Schüler will nicht immer das tun, was diese wollen, und deshalb stellt er sich dumm. Er möchte unter allen Umständen sein eigenes Ding durchziehen! Sagt der Lehrer: „Das ist ja alles falsch. Mach es noch einmal!“, antwortet der Tuberculinum-Schüler zwar: „O.K.“, aber dann vergißt er es ganz schnell, weil er keine Lust dazu hat. Aber der Tuberculinum-Schüler fragt: „Warum muß ich denn das Ganze noch einmal machen? Ich bin nur bereit, das Falsche zu wiederholen.“ Seine Entschlossenheit bringt ihn oft in schwierige Situationen. Er will seinen Willen durchsetzen und nur das tun, was er für richtig hält. Er läßt sich nicht davon beeinflussen, wie die anderen es machen. Manchmal kann das Tuberculinum-Kind also sehr eigensinnig und verbohrt sein, jedoch entsteht durch die Macht des Lehrers bei ihm die Angst, Dinge gegen seinen Willen durchzuführen. Diese Angst vor der ewigen Konfrontation mit der Autorität kann sehr groß sein und dazu führen, daß es den Schulbesuch gänzlich verweigert. Im Gespräch kann es keinen Grund für seine Verweigerung angeben. Die Bezugspersonen können nur vorsichtig mit ihm reden und hoffen, die Ursache seiner Angst herauszuahnen.

Der Schüler muß die Bedeutung des Faches spüren können, denn darin liegt seine Motivation. Zum Beispiel: „Englisch ist mir wichtig, damit ich die Popmusiktexte verstehen kann; deshalb interessiert mich die Macht des Lehrers nicht mehr.“ Je mehr er an seinem Gefühl der Richtigkeit zweifelt, desto größer wird seine Angst. Denkt das

Tuberculinum-Kind morgens: „Heute ist ein schöner Tag“, dann läuft der Rest wie am Schnürchen, als ob es den Tag selbst bestimmt hätte. Dabei besteht die Gefahr, daß sich ein Gefühl der Macht über seine Mitmenschen bei ihm einnistet, die er eigentlich bei seinem Gegenüber, dem Lehrer, so sehr mißbilligt.

Nach außen hin zeigt das Tuberculinum-Kind keine Angst und auf andere wirkt es sogar ausgesprochen mutig. Seine Angstproblematik entsteht aus der Abneigung gegen jegliche Autorität, die ihm etwas vorsetzt, an das es sich strikt halten muß. Gerät es in Schwierigkeiten mit einem Lehrer, der ihm seine Vorstellungen aufdrängen will, dann sperrt es sich gegen alles. Bei Unverständnis des Lehrers kann es die Lust an dem Fach oder der Schule völlig verlieren. Darin liegt seine eigentliche Angst verborgen, denn die anderen (die Lehrer) haben die Macht, und gewisse Leistungen müssen einfach erbracht werden. Im schlimmsten Fall könnten die Autoritätspersonen ihre Macht mißbrauchen und seinen Willen brechen. Der stark tuberkulinisch geprägte Schüler ist auf gar keinen Fall bereit, im Unterricht mitzumachen, wenn seine Individualität außer acht gelassen wird. Er fürchtet, daß sein kreatives Selbst mißachtet und manipuliert wird.

Die Schule sowie die Lehrer sind Risikofaktoren für ihn, und schon der Gedanke daran kann Ängste auslösen, die der Schüler aber verbal nicht äußert. Sie zeigen sich in körperlichen Mißempfindungen wie Kopf- und Halsschmerzen sowie Magen- und Darmbeschwerden. Die andersartigen Wünsche des tuberkulinisch geprägten Kindes sind meist gar nicht so abwegig, doch erfordern sie vom Lehrer ein Umdenken. Dieser Schüler möchte einfach andere Möglichkeiten ausprobieren und experimentieren. Er ist kein Mensch, der sich in eingefahrenen Gleisen bewegt, in denen erstarrte Regeln und Schemata keinen Raum für etwas Neues zulassen. Daher ist ein Tuberculinum-Kind oft besser bei einem Lehrer aufgehoben, in dessen Obhut es seine Kreativität in einem individuellen Rahmen umsetzen kann.

Wie unterscheidet sich der Lycopodium-Schüler vom Tuberculinum-Schüler?

Der Lycopodium-Schüler muß sich immer selbst bestätigen. Er sagt sich: „Ich bin der Beste“, aber er sucht dabei die Anerkennung. Wenn er dieses Stadium noch nicht erreicht hat, sucht er ständig die Bestätigung von anderen.

Dem Tuberculinum-Schüler hingegen ist die Anerkennung der anderen nicht wichtig, ihm geht es nur darum, seine eigenen Ideen durchzusetzen.

Wie können Eltern und Erzieher das Tuberculinum-Schulkind fördern?

- Das Tuberculinum-Schulkind können Sie fördern, indem Sie Ihre eigene Denkweise vereinfachen und dabei komplexe Denkmodelle und „altbewährte Wege“ fallenlassen, wie z.B. „Das Sparen der Rute verdirbt das Kind“. Sogar eine Züchtigung mit Worten oder entsprechenden Handlungen wie Liebesentzug kann das „Rückgrat“ des Kindes brechen. Aus einem kreativen, freiheitsliebenden Kind wird dadurch eine farblose Marionette gemacht. Wenn dies einmal geschehen ist, ist es sogar mit der Homöopathie schwer, die Wunde zu heilen.
- Üben Sie Ihre Autorität mit der Bereitschaft aus, sich selbst in Frage zu stellen. Dann wird aus dem Eigenwillen des Kindes begeisterte Mitarbeit. Es wird Sie respektieren und auf Sie hören.
- Zu Hause sollten Sie die Regeln flexibler halten, so daß Ausnahmen möglich sind.
- Prinzipien führen Sie mit abwechslungsreichem Angebot durch. Das Tuberculinum-Kind liebt die Vielfältigkeit der Gesetze.
- Gestalten Sie sein Zimmer so, daß Sie mit kleinen Veränderungen öfter mal eine neue Atmosphäre hineinbringen, ohne die Grundstruktur zu stören.

Wie fördert das Mittel Tuberculinum die Entwicklung des Schulkindes?

- Das Kind wird mehr Vertrauen in sein eigenes Gespür bekommen. Es wird sich besser behaupten können und das Gefühl verlieren, gegen eine Wand zu laufen.
- Seine „ungewöhnlichen" Denk- und Handlungsweisen werden natürlich erscheinen und durch die manchmal frappierenden Erfolge Freude bewirken.
- Die Angst nimmt ab, und das Kind geht mit viel mehr Freude und Entspannung zur Schule.
- Seine Kreativität kann sich entfalten und bereitet oft angenehme Überraschungen.

Das Motto von Tuberculinum lautet:
„Selig sind die Mutigen!"

Polionosode (Kinderlähmung-Nosode)

Lähmende Selbstbegrenzung

Der Schüler, der die Polionosode braucht, ist in einer bestimmten Familiensituation oder mit bestimmten Fähigkeiten geboren, die ihm das Gefühl verleihen, die Anforderungen der Schule und des Lebens nicht angehen zu können. Es ist sein Schicksal, daß er nicht über die gleichen Fähigkeiten wie die anderen verfügt und geringere Leistungen erbringt. Die Angst davor lähmt ihn innerlich und läßt ihn schon beim Versuch, bessere Leistungen zu erbringen, scheitern. Er kann seine selbstgesetzten Begrenzungen nicht überschreiten, bereits der Gedanke, dies zu tun, ist ihm fremd.

Das Polio-Kind will aber den Anforderungen der Schule bzw. des Lebens gerecht werden. Die Unfähigkeit, einer Anforderung nachkommen zu können, löst in ihm Angst aus. Auch die geringste Überforderung kann es vollständig blockieren. Es glaubt, weniger begabt zu sein und kein Recht zu haben, mehr zu verlangen als das, was ihm gegeben wurde.

Es fürchtet aber, den Neid der anderen zu spüren, denn ohne diesen Neid würde es sich ja auch anstrengen. Aber es meint, dann hätte es sich seinem Schicksal nicht richtig ergeben und müßte doch mehr verlangen als das Erbgut, das seine Eltern ihm geschenkt haben. Es denkt in Schicksalskategorien: „Das sind meine Fähigkeiten, und damit sollte ich mich zufriedengeben. Mehr ist einfach nicht drin."

Es kann Gefühle nicht hochkommen lassen, denn diese würden es aus dem lähmungsartigen Zustand reißen. Kampfbereit zu sein würde bedeuten, keine Lähmung mehr zuzulassen.

Der Polio-Schüler stellt wenig Fragen im Unterricht und hält sich nach der Devise zurück: „Was soll ich schon beitragen, ich weiß und kann nur wenig."

Man spürt förmlich seine Angst und Unfähigkeit. Er antwortet auch nicht auf Fragen. Beim Schulanfang hat er Angst davor, den Erwartungen der anderen nicht nachkommen zu können. Der Polionosode-Schüler ist somit auf das Erbarmen seiner Lehrer angewiesen. Er braucht unbedingt Bestätigung, daß seine Leistungen nicht wertlos sind.

Wenn er die Unterstützung nicht bekommt, verschließt er sich in sein Schneckenhaus und ist nicht bereit, den Aufforderungen der Lehrer nachzukommen und aktiv am Unterricht teilzunehmen.

Wie können Sie als Eltern und Erzieher Ihr Polio-Schulkind fördern?

- Das Polionosode-Schulkind braucht eine Umgebung, in der der Druck des Wettbewerbes wegfällt. Die Noten vermitteln lediglich einen Überblick über seine Lernstufe und zeigen ihm, auf welche Weise es weiterkommt.
- Ihm sollte durch eigenes Vorbild und behutsames Zur-Sprache-Bringen gezeigt werden, Schwächen als Tatsachen zu betrachten und wie diese nach und nach in Stärken umzuwandeln sind.
- Richten Sie zu Hause eine Ecke mit verschiedenen einfachen Aufgaben (Bastel-, Werkecke) ein. Es ist eine Atmosphäre zu empfehlen, die den Weg wichtiger nimmt als das Endresultat. Die Freude besteht in der richtigen Handhabung der einzelnen Schritte, die immer wieder geübt werden, bis sie beherrscht werden. Hier gilt besonders die alte Weisheit „Der Weg ist das Ziel".
- Die Zeit sollte zu Hause oder in der Schule keine Rolle spielen. Druck muß durch das Gefühl des stetigen Lernens ersetzt werden.

Wie fördert die Polionosode die Entwicklung des Kindes?

- Das Kind wird immer gefühlsbetonter und verliert dadurch seine Angst vor Gefühlen, die mit schlechten Erfahrungen verbunden sind.
- Es wird lernen, sein Recht in der Familien- bzw. Schulgemeinschaft zu behaupten sowie seine Stärken zu erkennen und positiv zu nutzen, um seine Schwächen anzugehen.
- Es wird anfangen, sofort seine Aufgaben mit großem Elan und entsprechender Kraft anzugehen.

Sein Motto lautet:
„Durch die Kleinigkeiten im Alltag fülle ich mein Dasein mit Leben auf."

„Kämpfe um Gleichberechtigung!"

2. Konzentrationsschwäche

Ähnlich brisant wie die Schulängste können sich Konzentrationsstörungen auf alle Lebensbereiche des Kindes auswirken. Auch hierfür gibt es eine Reihe von wirkungsvollen homöopathischen Mitteln.

Ailanthus glandulosa (Götterbaum)

Es dämmert nur langsam

Dieses Mittel wirkt nicht so breitfächerig wie z.B. Calcium und Tuberculinum. Aber es ist sehr wirksam bei Kindern, die schwer begreifen können. Es besteht eine Unfähigkeit, sich zu konzentrieren. Schule ist daher immer ein Problem. Diese Kinder müssen Texte mehrfach lesen, um dunkel zu verstehen, um was es sich in etwa handelt. Auch nach mehrmaliger Erklärung haben sie den Stoff nur ungefähr verstanden. Das führt dazu, daß ihre Darstellungen und Rechnungen oft ungenau sind und deshalb danebenliegen.
Welche Schwierigkeiten stecken in einem solchen Kind? Seine grundlegende Verwirrung bereitet ihm ständig Probleme. Was es mit den Augen sieht, ist nicht das gleiche, was es innerlich wahrnimmt. Die inneren Bilder sind in ihrer Reihenfolge (z.B. bei Zahlen) lückenhaft oder verzerrt. Die Zusammenhänge fehlen.
Der Ailanthus-Mensch steht außerhalb seiner Wahrnehmungsbilder. Wenn er Bilder sieht, nimmt er sie auf seine Art wahr, die nicht identisch ist mit der Realität. Wenn sich bei ihm erst einmal ein falsches Bild eingenistet hat, ist es für die Erzieher schwer, ihm das richtige Bild zu vermitteln. Er sieht jedoch nicht alles falsch, nur einiges. Deshalb braucht er auch lange, bis sein inneres Bild sich zurechtgerückt hat und der äußeren Realität entspricht. Man kann sich gut vorstellen, daß die Grundrechenarten einem Ailanthus-

Kind schwerfallen. Diese Kinder werden zwar bei ihren Lernversuchen nervös, flippen aber nicht aus und versuchen sich immer wieder an der Aufgabe.
Am besten läßt der Lehrer bei diesem Kind erst einen Lernschritt ganz klar werden und sich setzen, bevor er zum nächsten übergeht. Die Rechenaufgaben sind immer wieder nacheinander nach dem gleichen Schema durchzuführen, nicht aber alle auf einmal.

Im positiven Zustand beharrt das Ailanthus-Kind nicht auf falsch aufgenommenen Informationen. Wenn diese nicht verständlich bzw. fehlerhaft sind, nimmt es sie nicht kritiklos auf, sondern fragt nach. Es will Bilder erst anschauen und sich nicht gleich nach dem ersten Eindruck einprägen (fotografieren).

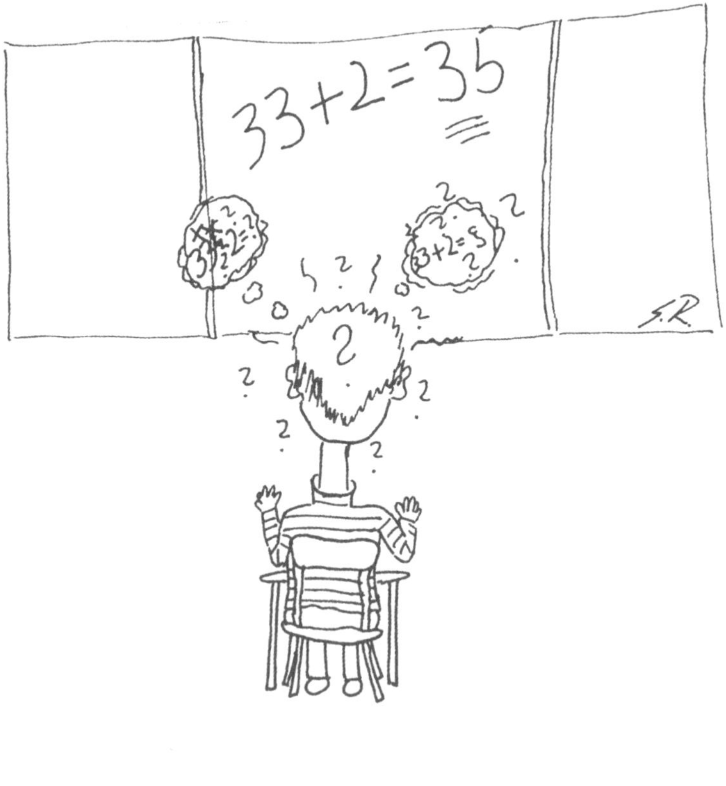

Barium carbonicum (Bariumcarbonat)

Auswendiglernen statt Verstehen

Das Barium-carbonicum-Kind sagt: „Ich kann mich nicht konzentrieren!“
Es hat Angst und meint, die Lehrer werden von ihm genau wissen wollen, was sie gestern unterrichtet haben. Zu Hause sind es dann die Eltern, die immer fragen, wie es in der Schule gewesen ist. Sie wollen alles ausführlich erzählt bekommen. Sie geben dem von Natur aus etwas langsameren Kind keine Zeit, die Gedanken zu fassen. Es glaubt, alles parat haben zu müssen, und wenn es irgend etwas nicht richtig erzählt oder ein falsches Wort benutzt, würden sie über es herfallen und es fertigmachen.
Es muß sich wahnsinnig anstrengen, so daß kein Wort von dem verlorengeht, was der Lehrer gesagt hat. Wenn irgend etwas nicht ganz verständlich ist, sieht es keine Möglichkeit, eine Frage zu stellen, um es richtig zu verstehen. „Wie kann man nur so dumm sein, diese einfachen Sachen nicht zu verstehen?“, denkt es. Wenn es trotzdem den Mut aufbringt, den Lehrer zu stören oder zu unterbrechen, dann wartet dieser mit so ungeduldiger Miene, daß es seine Frage gar nicht richtig formulieren kann. Der Stoff wird zu schnell wiederholt, und es fühlt sich immer dümmer. Wenn es mal Schritt für Schritt geht und es glücklich ist, alles zu verstehen, werden plötzlich hochgestochene Begriffe oder völlig neue Sachen eingeführt, die es in keinen Zusammenhang bringen kann, und dann fühlt es sich wieder verloren. Der Druck, alles verstanden zu haben, ist so übermäßig, daß es sich einfach nicht konzentrieren kann.
Das Barium-carbonicum-Schulkind braucht also eine Umgebung, in der es sich aufgehoben fühlt und in der es die Zuversicht hat, daß sich die Lehrer liebevoll um es kümmern. Es braucht vertrauensvolle Personen um sich, die den Lernstoff einfach und verständlich

beibringen können. Die Gewißheit für die liebevolle Hilfe bildet ihre Basis.
Das Barium-Kind ist glücklich, wenn es mit Geduld durch das Labyrinth des Lernstoffes begleitet wird.
Zu Hause liebt es das Kind, wenn es im Schutz seiner Eltern leben kann. Sie sollten sehr behutsam aber entschieden mit ihm umgehen. Die Grundlagen werden langsam, aber sicher angelegt. Es herrscht eine Atmosphäre der freien Entfaltung und konzentrierten Arbeit. Es wird nicht plötzlich mit dem ganzen Leben konfrontiert, sondern Stück für Stück.

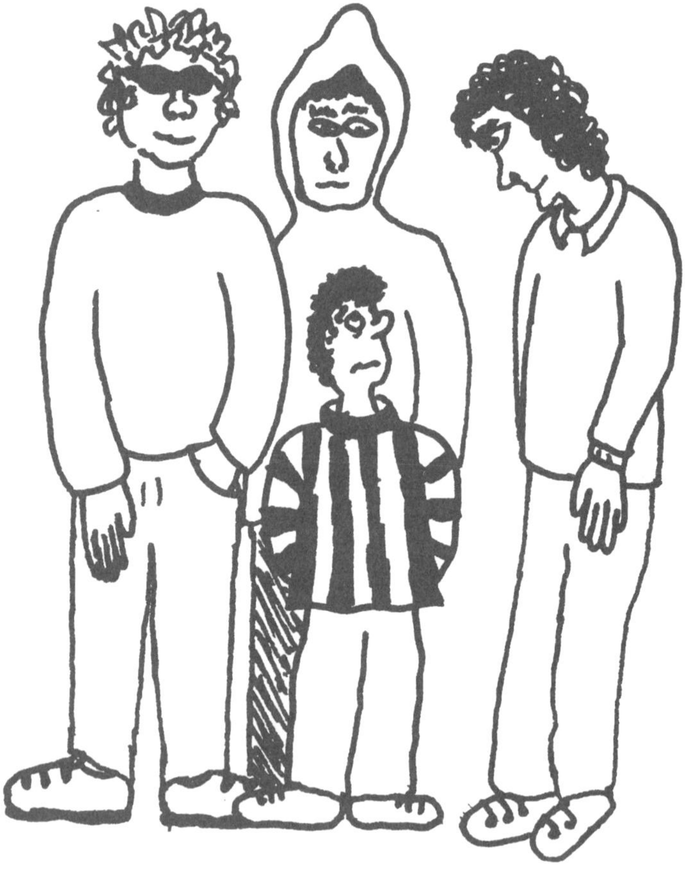

Was bewirkt die Einnahme von Barium carbonicum?

- Das Kind entwickelt den Mut, die Erwachsenen in Frage zu stellen.
- Mit Gleichmut kann es nun ungerechten Handlungen Widerstand leisten.
- Der Schüler beginnt, in der Klasse Fragen zum Verständnis zu stellen.
- Seine Konzentration wächst. Er kann noch nicht ganz verstandene Zusammenhänge im Raum stehen lassen und den Stoff geduldig verfolgen, bis die Klarheit von selbst kommt. Der Lehrer ist nun kein Schrecken mehr für ihn, sondern ein Mensch, mit dem man gut zurechtkommt.
- Bei Unklarheiten traut er sich, treffende Fragen zu stellen, um die vielen Zusammenhänge besser zu verstehen.

Sein Motto lautet:
„Übung macht den Meister!“

Calcium carbonicum (Austernkalk)

Innerlich getrieben, äußerlich abwesend

Der Calcium-carbonicum-Schüler möchte zum Kern der Sache vordringen. Um die Sicherheit zu haben, daß er mit seinem Gefühl richtig liegt und nicht verrückt spielt, braucht er die Bestätigung des Lehrers bzw. der Autoritätspersonen. Gegen alle, die sein Gefühl der Unsicherheit nicht erkennen und respektieren, verhält er sich stur. Er braucht einen Menschen, der ihm Geborgenheit vermittelt, damit er seine Unsicherheit aufgeben kann.

Calcium hat grundsätzlich ein Problem mit der Anstrengung, sei sie körperlich, seelisch oder geistig bedingt. Bei ihm muß der Rahmen klar umrissen sein, dann ist alles in Ordnung. Bei Abweichungen reagiert er sofort, indem er mit der auf ihn zukommenden Anstrengung überfordert ist. Im positiven Zustand ist er absolut geformt und unerschöpflich. Näher wird Calcium carbonicum im Kapitel Angst beschrieben.

Die Konzentrationsstörungen bei dem Calcium-carbonicum-Schüler entstehen dadurch, daß er den Stoff langsam und sicher aufnehmen will. Geht der Lehrer nicht behutsam und geordnet vor, fehlen dem Calcium-carbonicum-Schüler wichtige Bestandteile, und er kann dem Restlichen nicht mehr folgen. Die heutige Tendenz, den Stoff durchziehen zu müssen, bereitet ihm große Schwierigkeiten. Er braucht die Erklärung und das Verständnis vom Kern der Sache. Werden grundlegende Sachverhalte als selbstverständlich hingestellt, ohne sie von allen Seiten zu betrachten, ist es für den Calcium-Schüler nicht einfach, den weiteren Stoff konzentriert zu verfolgen. Er ist noch damit beschäftigt, den vorangegangenen Punkt zu verstehen.

Seine besonderen Schwierigkeiten liegen im Rechnen. Vor allem ist es die Geometrie, die ihm nach einer Weile rätselhaft wird. Fehlt dem Calcium-Schüler das Grundlagenwissen, bekommt er einen

Horror vor diesem Fach. Normalerweise kann er gut mit Zahlen umgehen und liebt es sogar, mit Zahlen zu spielen.
Ansonsten kann der Calcium-carbonicum-Schüler Schwierigkeiten haben, ähnliche Wörter auseinanderzuhalten. Er kann sogar beim Sprechen das Wort umgekehrt sagen, z.B. statt Leben – Nebel.

Sein Motto lautet:
„Lenke Deinen Geist auf das Wesentliche!“

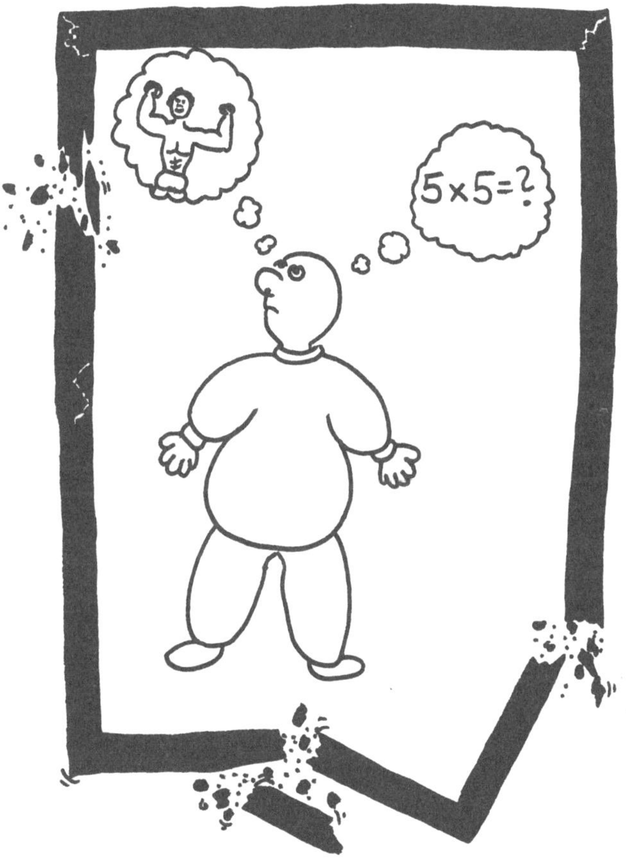

Aethusa cynapium (Hundspetersilie)

Lebt in seiner Phantasiewelt

Das Aethusa-Kind sitzt in der Klasse tief in seine Phantasiewelt versunken. Von dem trockenen Unterrichtsstoff nimmt es nichts wahr. Dieses langweilige Zeug interessiert es überhaupt nicht. Es kann keinen Bezug zu seiner inneren Traumwelt erkennen, die es für realer hält als die Außenwelt. Sie ist wunderschön, lebendig und voller unbegrenzter Möglichkeiten. Davon ist es so gefangen, daß es den Kontakt zur Schule verliert.

Die Lehrerin bemerkt die geistige Abwesenheit des Aethusa-Kindes und versucht, es durch eine Frage wieder in die Realität des Deutschunterrichtes zurückzubringen. Am Vormittag ist es aber ziemlich schwierig, an das Kind heranzukommen, denn dann ist es besonders mundfaul. Das Aethusa-Kind wird aus seinen wundervollen Phantasien herausgerissen und schaut die Lehrerin mit starrem Blick an. Es erbleicht, sogar die Oberlippe wird blaß, und auf den Wangen erscheinen rote Flecken. Kein Wort bringt es über die Lippen, denn es weiß überhaupt nicht, um was es geht. Die Lehrerin versucht, die Aufmerksamkeit mit einer Zusammenfassung des Unterrichtsstoffes zu wecken. Das Gehirn nimmt diesen Stoff zwar auf, aber es kann ihn nicht verarbeiten, da die Information vom Gehirn nicht in seine Phantasiewelt weitergeleitet wird. Es lebt und schöpft nur aus dieser imaginären Zentrale. Das Aethusa-Kind schaut die Lehrerin an und denkt sich: „Ich lebe in einer wunderbaren Welt, was soll ich mit Eurer Welt anfangen? Man sagt, die Erde ist wunderschön, aber ich habe tausendfach schönere Bilder in meinem Buch der Phantasie. Wenn Ihr in meine Welt eintreten könntet, dann würdet Ihr Eure Welt vergessen."

Das Aethusa-Kind kann sich nur schwer in eine Gemeinschaft einfügen und Kontakt mit seinen Mitschülern aufnehmen, da die anderen seine Welt nicht kennen und verstehen. Es empfindet viel

Mitgefühl für seine Klassenkameraden. Gerne würde es in ihre Welt eintreten, um ihnen aus seiner Phantasiewelt zu erzählen. Aber es scheint niemand Interesse daran zu haben. Also beschließt es, sich zurückzuziehen.

Man denke nur an die „Unendliche Geschichte" von Michael Ende, an das Land „Fantasia". Der Aethusa-Geist hat dieses Buch geschrieben, so daß die Phantasie zur realen Welt wurde. Sind es z.B. Flugzeuge, die unaufhörlich in seinem Kopf herumkreisen, erscheinen sie in seiner Vorstellung in phantastischen Farben und Formen, etwa als Blumen oder Dinosaurier. Vom Unterricht nimmt er in diesem Zustand absolut nichts wahr.

Hat ein Kind also Schwierigkeiten sich zu konzentrieren und dabei eine lebhafte Phantasie, dann ist Aethusa das richtige Lernmittel. Es hilft ihm, besser zu lernen und seine Phantasien einzubeziehen. Dann kann es auch die Außenwelt als Realität empfinden. Genauso wie seine eigene Welt aus der Phantasie entstanden ist, haben andere für ihn die Erde aus ihrer Phantasie geschaffen. Aber seine Schwierigkeit liegt darin, daß es die Erde als eine schreckliche Schöpfung wahrnimmt. Alles ist hier so trocken, lieblos und uninteressant. Deswegen sieht es die Notwendigkeit einer Schule überhaupt nicht ein. Es versteht nicht, was es da soll. Daß das Leben selbst eine Schulung darstellt, kann es nicht erkennen.

Das Aethusa-Kind erkennt man schon als Säugling, denn dieser kann die Milch nicht vertragen und erbricht sie in großen Klumpen. Er muß lernen, daß es eine bestimmte Art von Substanz gibt, die er braucht, um sich zu entwickeln. In der Schule geht es um die geistige Substanz. Hier ist es genauso wie bei der Muttermilch: Der Aethusa-Schüler ist nicht bereit, diese Substanz aufzunehmen, er braucht sie nicht – und spuckt sie aus! Je mehr Milch/Lernstoff gegen seinen Willen gegeben wird, desto dumpfer wird er. Wenn es nach ihm ginge, bräuchte er eine Phantasie-Nahrung – wie z.B. Fantasy-Milk, Mandelmilch o. ä. Muttermilch ist einfach zu langweilig!

Der Aethusa-Schüler ist meist lebhaft und aktiv und hat einen starken Bewegungsdrang. Wenn er sich auf etwas konzentrieren muß, z.B. auf eine Prüfung, wird er mit der Zeit immer dumpfer. So wiederholt sich das, was in der Säuglingszeit durch die Muttermilch geschah. Je mehr er bekommt, was er wirklich braucht, desto kränker sieht er aus: Die Augen des Säuglings verändern sich durch die Muttermilch. Je mehr sich das Aethusa-Kind von dem entfernt, was es braucht, desto mehr Energie verspürt es, aber es sieht auch kränker aus.
Wird einem Aethusa-Kind also in der Säuglingszeit das Heilmittel Aethusa gegeben, so kann schon frühzeitig Schulschwierigkeiten und Konzentrationsstörungen vorgebeugt werden. Lassen Sie seinen Phantasien freien Lauf und es wird über unbegrenzte Energien verfügen.

Sein Motto lautet:
„Verwirkliche Deine Phantasie in der Realität!“

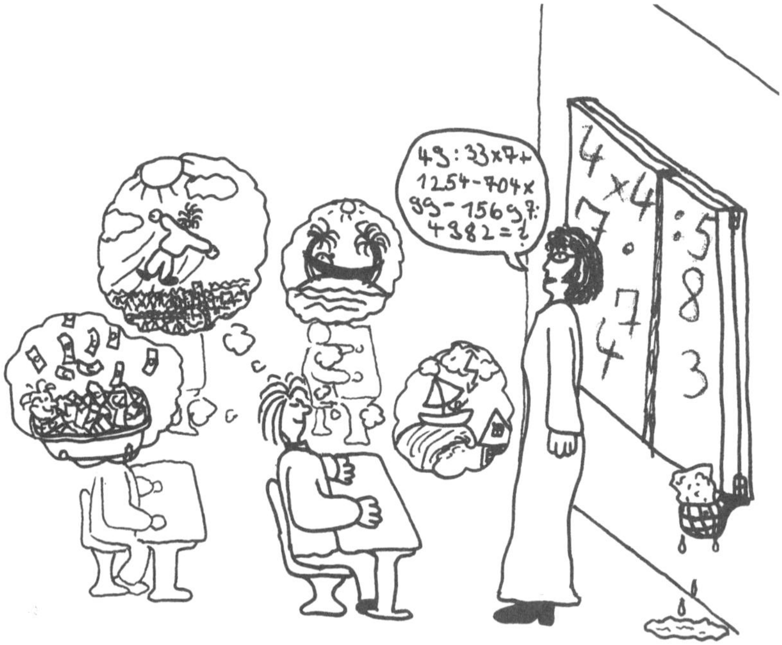

Fallbeispiel:

Markus hat erhebliche Schwierigkeiten in der Schule.
Ständig schweift er gedanklich ab und weiß auf Fragen keine Antwort. Er träumt vor sich hin oder zappelt. Alles um ihn herum lenkt ihn ab. Sieht er eine Blume, dann ist in ihrer Blüte eine Welt von Geschichten verborgen.
Markus hat einen unerschöpflichen Bewegungsdrang. Zu Hause kann er nicht beim Spiel bleiben, er will nur draußen herumtoben. Im privaten Bereich braucht er ständig Beschäftigung. Alle passiven Beschäftigungen, wie etwa Fernsehen oder Lesen, mag er nicht.
Nachdem Markus eine Zeitlang Aethusa LM 30, täglich 2 Tropfen, eingenommen hatte, wurde er selbstsicherer und nahm aktiv am Unterricht teil. Die Schule begann ihm zu gefallen und er entdeckte darin einen Sinn.

Agaricus muscarius (Fliegenpilz)

Stillstand der Gedanken

Der Schüler Agaricus wird vom Geschichtslehrer in der ersten Stunde ausgefragt: „Agaricus, kannst du mir etwas über die Inquisition erzählen?" Agaricus reagiert nicht. Der Lehrer, der die Schwächen des Schülers kennt, fordert ihn ein zweites Mal auf: „Schläfst du noch, Agaricus? Vielleicht stehst du lieber auf, um wach zu werden." Agaricus hat die Worte des Lehrers gleich am Anfang verstanden, aber der Sinn ist nicht in sein Gehirn gedrungen. Er starrt den Lehrer an und rappelt sich ungeschickt hoch; dabei kippt ein Stuhl krachend um. Das weckt zwar die ganze Klasse auf, nicht aber die Gehirnzellen von Agaricus.

„Wie war bitte Ihre Frage noch einmal? Die Inquisition, was ist denn das? Gehört habe ich das Wort schon einmal. Es fällt mir momentan einfach nicht ein. Ich setze mich jetzt, glaube ich, besser wieder hin."

„Aber Agaricus, nun streng dein Gehirn etwas an. Wir haben doch letzte Stunde darüber gesprochen," versucht ihn der Lehrer zu ermutigen. „Ich kann das einfach nicht!"

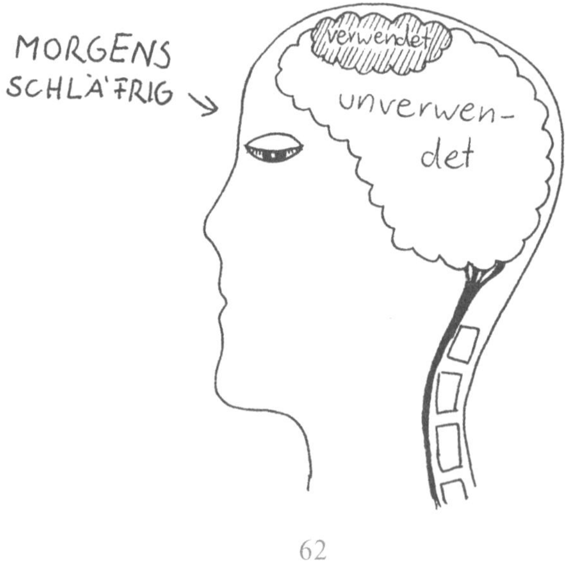

Agaricus ist sparsam mit seinen Gehirnzellen und strengt sich nur soviel an, wie es für die Versetzung notwendig ist. Warum soll man umsonst seine Kräfte verschwenden? Agaricus glaubt, das Wesentliche in der Schule irgendwie mitzubekommen, und die Feinheiten wird das Leben einen schon lehren. (Ähnlichkeit mit Tuberkulinum.) So zeigt sich bei dem Agaricus-Schüler eine Abscheu vor allen Arbeiten, bei denen er denken muß. Das umfaßt nicht nur geistige Arbeit in der Schule, sondern das Denken überhaupt. Muß er denken, schießt ihm das Blut in den Kopf, sein Gesicht wird heiß und sein Denkvermögen ist sofort gestört. Der Agaricus-Schüler redet nicht gerne, denn wenn er redet, muß er denken. Er findet nicht die richtigen Worte, weil seine Gehirntätigkeit zum Stillstand gekommen ist. Würde er sich in diesem Zustand nicht so furchtbar anstrengen und verkrampfen, könnten die Gedanken von alleine fließen. Er muß sich sehr viel Mühe geben, um das Gehörte aus der Versenkung zu holen.

Der Zustand des Agaricus-Schülers am Morgen entspricht ungefähr dem eines Erwachsenen, der am Abend zuvor zu tief ins Glas geschaut hat und nun völlig benommen ist. Es herrscht absoluter Stillstand der Gedanken, als ob man mit einem Hammer auf den Kopf geschlagen worden sei. Je weiter der Tag fortschreitet, desto beweglicher wird er. Erst Mittags merkt er eine Erhellung seines Geistes. Morgens ist er verdrießlich und dumm. In diesem Zustand soll er in die Schule gehen? Er geht zwar hin, aber das Gehörte dringt nicht zu ihm vor.

Später am Tag fließt der Gedankenstrom von ganz alleine. Am Abend fängt der Schüler sogar an zu reimen. Nun ist er direkt charmant. Es sprudelt nur so aus ihm heraus, und er reißt alle in seinen Bann. Abends ist auch seine körperliche Unbeweglichkeit verschwunden. Er tanzt, singt und tobt sich aus.

Das Mittel Agaricus fördert die allgemeine Beweglichkeit und die Koordination der Muskeln. Der Agaricus-Schüler hat keine Lust, zu

sprechen und Sprachen zu lernen. Er sagt entweder gar nichts oder nicht das Richtige. Als Kleinkinder können sie schon früh Laute oder Lieder singen, aber nicht sprechen. Für diese Kinder ist es ein großer Aufwand, in die Schule zu gehen. Sie müssen sich sehr anstrengen und können trotzdem nur wenig aufnehmen.
Beim Agaricus-Schüler kann eine große Beweglichkeit vorhanden sein, die manchmal schlecht koordiniert ist, und das macht ihn unruhig. Wenn man von ihm etwas Gezieltes will, wird er bösartig oder bekommt einen Wutanfall. Diese Kinder können mit ihrer großen ungezielten Wucht bedrohlich für die Umwelt werden. Sie brüten kühne und rachsüchtige Pläne aus. Ihr Geist funktioniert jetzt – aber in einer zerstörerischen Richtung.
Versucht er durch Willenskraft morgens seinen Rauschzustand wegzudrücken und läßt er dann los, wird ihm gleich schwindelig. Wo seine Willenskraft nicht stark genug ist, kann es sogar zu unwillkürlichen Bewegungen und Zuckungen kommen.

Im positiven Zustand entspannt das Agaricus-Kind und ist aufnahmefähig. Sein Geist ist automatisch auf den Stoff gerichtet, und es bereitet ihm keine Schwierigkeiten, ihn aufzunehmen. Gleichzeitig sieht es verschiedene Anwendungsmöglichkeiten des Stoffes.

Im negativen Zustand sind Geist und Wille nicht koordiniert. Das Kind ist bemüht, kann sich aber nicht konzentrieren. Morgens ist es müde und unfähig zu denken. Es errötet beim Sprechen. Es hat eine Abscheu gegen jegliche geistige Arbeit. Tolpatschige Kinder stolpern leicht und sind ungeschickt im Sport. Sie antworten nicht gerne. Der Agaricus-Typ findet nicht die richtigen Worte als Antwort und macht viele Fehler beim Schreiben.

Sein Motto lautet:

„Macht die Schule Sinn, bringt sie dir auch Gewinn!“

Ammonium carbonicum (Hirschhornsalz)

Zerstreut und sprunghaft

Das Hirschhornsalz ist ein Triebmittel, welches vor allem im Weihnachtsgebäck Verwendung findet. Es bindet den Sauerstoff und macht das Gebäck locker. Zur Weihnachtszeit kann man das Kind, welches Ammonium carbonicum als homöopathisches Mittel braucht, gut erkennen, denn es entwickelt eine fast unersättliche Gier auf Schmalzplätzchen, Lebkuchen und anderes Gebäck, welches mit Hirschhornsalz gebacken wurde. Wer schon einmal zuviel von diesen Köstlichkeiten gegessen hat, weiß, wie sie sich auf den Zustand der kleinen grauen Zellen auswirken – nämlich Chaos im Hirn!
Der Ammonium-carbonicum-Schüler möchte es ganz genau wissen und fragt seinen Biologie-Lehrer: „Wie sieht der Ammonium-carbonicum-Zustand aus?"
Der Biologie-Lehrer erklärt es: „Hirschhornsalz verbraucht viel Sauerstoff. Wenn Ihr zu wenig Sauerstoff im Blut habt, funktioniert Euer Geist nicht mehr. Dann können wir z. B. Atemübungen bei geöffnetem Fenster machen. Holt einmal tief Luft und laßt beim Ausatmen alles los."
Da erinnert sich der Ammonium-carbonicum-Schüler an seinen letzten Asthmaanfall. Weil er nicht aufhören konnte, Lebkuchen zu essen, bekam er Atemnot. Der Lehrer schreckt ihn aus seinen Erinnerungen an die Weihnachtszeit auf: „Siehst Du, wenn Du nicht genügend ausatmest, kommt es zur Vergiftung des Gehirns mit Kohlendioxyd."
Der Ammonium-carbonicum-Schüler beschließt, sich in Zukunft beim Plätzchenessen zurückzuhalten. Das fällt ihm besonders an trüben Novembertagen nicht leicht. Da hat er sich seine schlechte Stimmung immer durch etwas Süßes aufgehellt. Die Leistungen des Ammonium-carbonicum-Schülers sind also auch sehr abhängig vom Wetter. Ein trüber Tag verstimmt ihn ungemein, dann wird er eigensinnig, ungehorsam und verträgt keinen Widerspruch. An solchen Tagen läßt er

sich nicht lenken, und es fällt ihm noch schwerer als sonst, einen Deutschaufsatz zu schreiben. Er hat große Schwierigkeiten, beim Thema zu bleiben; ständig kommt er auf andere Gedanken und bringt diese zusammenhanglos zu Papier. Oft fehlt der Schluß ganz.

Wenn er im Unterricht etwas sagen soll, hat er Angst, sich auszudrükken, weil er nicht weiß, wie er die Ideen in seinem Kopf ordnen soll. Da er weiß, daß er keine innere Ordnung schaffen kann und ihm auch der Überblick fehlt, ist er äußerst vorsichtig mit allem und versucht, sich nicht in unangenehme Situationen zu bringen. Meist geht er gerne zur Schule, aber allmählich wird er von der Informationsflut überwältigt und sein Kopf schwillt zu einem Ballon an. Es wird ihm alles zuviel. Er verschließt sich und läßt überhaupt nichts mehr an sich herankommen.

Das zentrale Problem des Ammonium-carbonicum-Schülers ist das „Nicht-von-sich-Geben-Wollen“. Er erstickt förmlich an seinen Stoffwechselprodukten, sei es nun Kohlendioxyd oder seine Ideen im Kopf. Auch seine Kleidung mag er nicht waschen lassen, und er läuft lieber schmutzig herum.

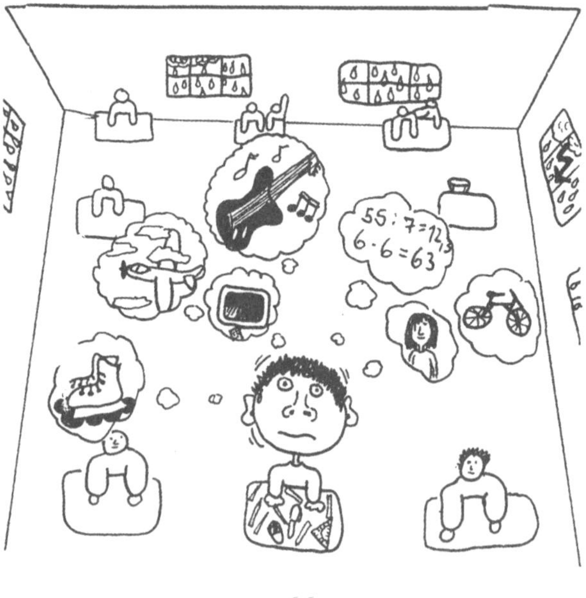

Das Ammonium -carbonicum-Kind braucht sehr viel Schlaf, damit sich Körper und Gehirn regenerieren können, die Kohlensäure ausgeschieden wird und seine Gehirnzellen wieder arbeiten können.

Im negativen Zustand können die aufgenommenen Informationen nicht verarbeitet und gespeichert werden, da der Sauerstoff fehlt.

- Er kann seine Gedanken nicht strukturieren, findet keinen Anfang und kein Ende, besonders bei Aufsätzen.
- In seinem Kopf herrscht Chaos, und er schiebt alles von sich. In diesem Zustand fühlt er sich ungemein gereizt, kurz angebunden und möchte in Ruhe gelassen werden.
- Nach dem Genuß von Schmalzgebäck oder anderen Süßigkeiten hat er Verlangen nach herzhafter Nahrung. Nach guter Nahrung fühlt er sich besser.
- Er macht Fehler beim Buchstabieren, Rechnen, Schreiben und Sprechen.
- Trübes Wetter beeinträchtigt Stimmung und Leistung.
- Die Worte werden beim Erzählen verwechselt. Er nennt den Gegenstand, den er sieht, statt des gewünschten.
- Er vergißt, was er sagen wollte.
- Es besteht große Zerstreutheit, er kommt auf ganz andere Gedanken, die nicht zum Thema gehören.

Im positiven Zustand schafft es der Ammonium-carbonicum-Schüler, die aufgenommenen Informationen sofort zu verarbeiten, zu verdauen und an den richtigen Ort weiterzugeben. Es besteht eine optimale Versorgung mit Sauerstoff, damit die Gehirnzellen arbeiten können

Sein Motto lautet:

„Atme die Kraft der reinen Luft ein!"

Ferrum phosphoricum (Eisenphosphat)

Auswendiglernen ist nicht seine Stärke

Latein und die anderen Lernfächer sind nicht gerade das, was der Ferrum-phosphoricum-Schüler mag. Er ist klein, ehrgeizig und lernt ungern Litaneien von Vokabeln auswendig. Auch in der Grammatik hat er einiges nicht verstanden. Schließlich steht eine Fünf im Zwischenzeugnis, und er sieht sich vor einem Berg von Stoff, den er nachholen muß.

Der Ferrum-phosphoricum-Schüler neigt dazu, bestimmte Fächer zu vernachlässigen, und plötzlich ist er so ins Hintertreffen geraten, daß es fast unmöglich scheint, den Berg an verpaßtem Lernstoff

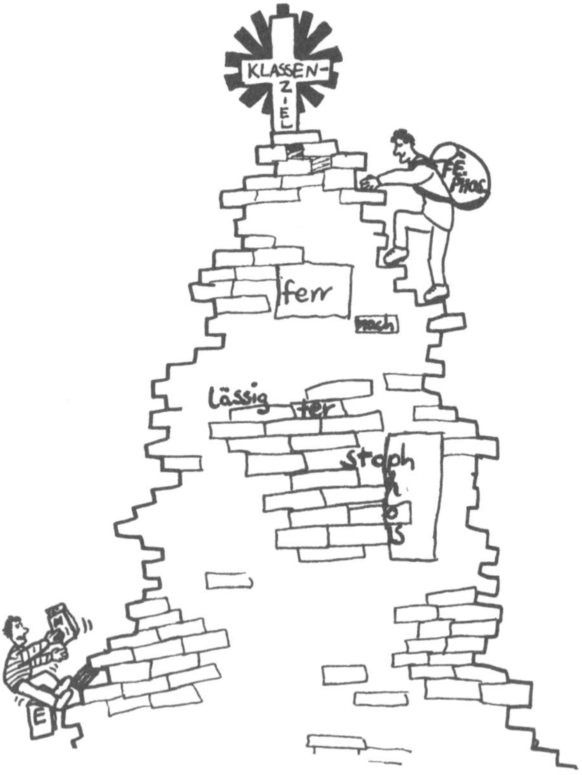

nachzuarbeiten. Seine Lage ist verzweifelt. Er hat schon Schwierigkeiten gehabt, dem normalen Pensum im Unterricht zu folgen und das Gelernte in den Hausaufgaben umzusetzen. Sein Verstand ist eben nicht der schnellste. Oft müssen ihm die Eltern mühselig den Unterrichtsstoff zu Hause nochmals erklären.
Im Laufe der Zeit häuft sich immer mehr Stoff an, den er noch nicht richtig integriert hat. Im Grunde genommen braucht er doppelt so viel Zeit wie der Rest der Klasse, um das Ganze richtig zu verarbeiten. Am Anfang sind die Lücken so gering, daß man sie unterschätzt. Er glaubt, es schon zu schaffen. Aber spätestens wenn der Zeugnisabschluß bevorsteht, wird es für den Ferrum-phosphoricum-Schüler brenzlig.

Im negativen Zustand ist er faul und lernt unregelmäßig. Er steht vor einem Berg an nachzuarbeitendem Stoff. Seine Auffassungsgabe ist langsam.
Ferrum phosphoricum hilft dabei, in kurzer Zeit sehr viel zu lernen.

Im positiven Zustand weiß er, daß er es schaffen kann. Sobald er sich zum Arbeiten hinsetzt, wird die Funktion seines Geistes erhöht. Es kommt eine Präzision hinzu, die die Arbeit sehr erleichtert. Sein Grundgefühl ist: „Ich gehe es einfach an und schaffe es. Ich lese ein Buch, speichere und verstehe es.“ Wenn der Schüler Schwierigkeiten hat, in diesen Zustand zu kommen, hilft ihm Ferrum phosphoricum, die Aufgabe zu bewältigen. Es ist erstaunlich, wie der Berg in kürzester Zeit schwindet, nachdem er das Mittel genommen hat. Je niedriger die Potenz, desto öfter muß es wiederholt werden, ein bis zweimal am Tag. (Eine Gabe C 200 ist empfehlenswert, auch bei körperlichen Arbeiten, die Präzision erfordern.)

Sein Motto lautet:
„Wenn du es anpackst, dann ist es gleich geschafft!“

Kalium phosphoricum (Kaliumphosphat)

Der überarbeitete Schüler

Hierzu eine Geschichte aus dem homöopathischen Märchenschatz: Vater und Mutter sitzen mit ihrem Kalium-phosphoricum-Kind zusammen und machen sich Gedanken über die Zukunft. Die Abschlußprüfung sollte gut ausfallen, da die Eltern ihr Kind auf eine Universität in Amerika schicken wollen. Schafft ihr Kind die notwendigen Noten, würde sogar ein Stipendium in Aussicht stehen. Kalium-phoshoricum ist ein guter Schüler, lernwillig und fleißig. Auch seine außerschulischen Leistungen im Sport und Harfespiel sind hervorragend.

Gemeinsam überlegen sie, wie sie die Lernfähigkeit von Kalium-phosphoricum noch besser unterstützen können.

Die Mutter erklärt seinen Geschwistern: „Kalium-phoshoricum braucht jetzt viel Ruhe zum Lernen, bitte stört ihn nicht.“Alle nicken verständnisvoll.

Der Vater meint: „Sein Geist wird viel Nervennahrung brauchen.“

Mutter: „Ich haben einen Vorrat von ganz guten Mandeln. Er bekommt zweimal ein großes Glas Mandelmilch mit Sonnenblumenhonig. Ich werde ihm auch Mandel-Halva machen.“

Vater: „Bereite ihm immer seine Lieblingsspeisen, so daß er viel Freude am Lernen hat.“

Mutter: „Aber sicher, Pfannkuchen, Kaiserschmarrn, schöne Kuchen, Bratkartoffeln und Käseauflauf habe ich schon geplant.“

Vater: „Ich glaube, es wird alles gut gehen, Kalium-phosphoricum. Ich freue mich schon auf die Zeit, wenn die Du Deine Prüfung mit Auszeichnung bestehst.“

Vier Monate lang lernt Kalium-phosphoricum wie ein Weltmeister Tag und Nacht. Den Schlaf hat er auf ein Minimum reduziert. Drei Tage vor der Prüfung ist Kalium-phosphoricum völlig verzweifelt, er kann sich an gar nichts erinnern, was er gelernt hat. Für die Eltern ist es ein Schock. Sie haben soviel Hoffnung in ihr Kind gesteckt. Die Eltern haben es nur gut mit ihrem Kind gemeint, und es wurde mit Süßem vollgestopft. Darüber hinaus wurde die Bewegung auf Null reduziert, und der zusätzliche Schlafmangel gab dem Gehirn keine Regenerationsmöglichkeit. Im Laufe der Zeit war einfach alles blockiert.

Nun ist alles Gelernte ins Unterbewußtsein gesickert, und das Gehirn hat keine Kraft mehr, es bei Bedarf abzurufen. Es ist zum Heulen. Alle Hoffnungen sind zerstoben. Verzweifelt sucht die Mutter einen Homöopathen auf, ihren letzten Strohhalm. „Eine Katastrophe ist passiert!“, sagt sie, den Tränen nahe. Der Homöopath stellt ein paar Fragen zur Ernährung in den letzten Wochen, dann gibt er ihr acht Tabletten Kalium phosphoricum D6. „Geben Sie ihm alle zwei Stunden eine Tablette. Mehr als sechs wird er möglicherweise nicht brauchen, und in den nächsten Tagen bekommt er nur noch Gemüsesuppen zum Essen und zum Trinken reines Wasser.“

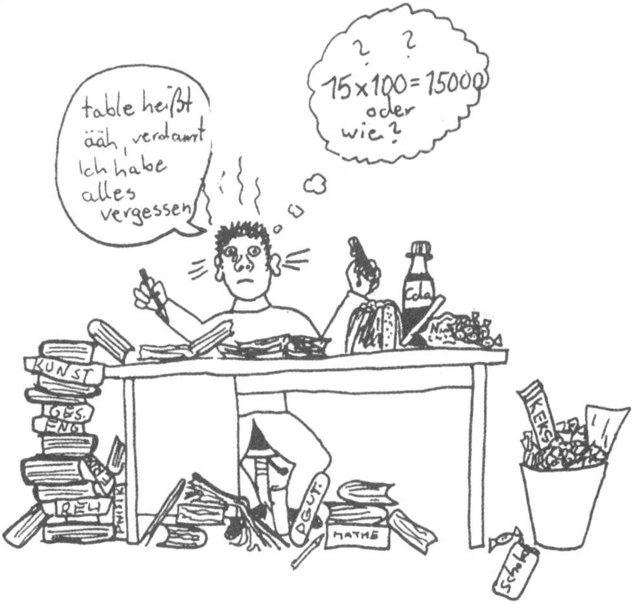
table heißt ääh, verdammt Ich habe alles vergessen
? ?
15x100=15000 oder wie?
KUNST
KEKS
MATHE
Cola

„Wasser?“, meint die Mutter empört, „unser Sohn mag überhaupt kein Wasser trinken!“
„Dann trinkt er erstmal nichts, bis der Durst kommt. Als Ausnahme erlaube ich ihm, am Vormittag ein Glas frisch gepreßten Granatapfelsaft zu trinken. Ab jetzt soll er auch nicht mehr lernen. Er hat genug gelernt. Er soll an die frische Luft gehen, sich bewegen und etwas Zerstreuung haben. Es wird heute Abend ein heilsamer Schlaf eintreten, und er wird 12 bis 14 Stunden durchschlafen. Danach bitte keine weiteren Kalium-phosphoricum-Tabletten mehr geben. Er ist dann geheilt und wird sich an alles erinnern können.“ Genauso geschah es, und Kalium phosphoricum bestand seine Prüfung mit hohen Auszeichnugen.

Die Folgen von geistiger Überarbeitung sind bei Kalium phosphoricum:

- Kopfschmerzen.
- Geistige Erschöpfung.
- Schwaches Gedächtnis.
- Schlaflosigheit.
- Kann sich nicht mehr an Namen oder Worte erinnern.
- Ruhelos, kein Appetit auf Süßes, muß viel essen, wenn er geistig arbeitet.
- Bei Streß Appetitlosigkeit.
- Abneigung gegen Wassertrinken oder Durst auf große Mengen eiskaltes Wasser.
- Schlaflosigkeit durch Schulprobleme.

Sein Motto lautet:
„Vertraue deiner Herzenskraft!“

Kalium sulfuricum (Kaliumsulfat)

Der Gelangweilte

Der gelangweilte, leicht ablenkbare Schüler kommt von der Schule nach Hause. Seine Mutter fragt ihn: „Na, wie war es in der Schule?“ Er antwortet : „Langweilig wie immer.“

Am nächsten Tag wird er im Chemieunterricht gefragt: „Kannst du etwas über Kalium sulfuricum erzählen?“

„Was ist denn so Besonderes an Kalium sulfuricum? Es besteht aus zwei Elementen, Kalium und Sulfur. Ansonsten ist es ein langweiliger Stoff, der keinen Sinn und Zweck hat.“ Der Lehrer veranschaulicht seinen Schülern die praktischen Anwendungsmöglichkeiten von Kalium sulfuricum: „Nein, dieser Stoff ist ein homöopathisches Heilmittel und überhaupt nicht langweilig.“ Aber dem Schüler, dem Kalium sulfuricum helfen könnte, dem ist immer langweilig. Das ist ein wesentlicher Aspekt dieses Mittels. Es ist selbstverständlich, daß Dich als Kalium-sulfuricum-Schüler alles langweilt. In unserer Schule werden die Fähigkeiten der Schüler nicht vom praktischen Leben getrennt entwickelt, sondern wir suchen im Leben das Kreative, und jeder Schüler bringt das durch seine individuellen Möglichkeiten zum Ausdruck.

Kalium-sulfuricum-Schüler werden leider ständig abgelenkt. Das kann eine Libelle sein, die am Fenster vorbeifliegt oder ein Blatt Papier, das auf den Boden flattert. All das erweckt seine Neugierde, erinnert ihn an etwas Lebendiges, und seine Aufmerksamkeit fliegt sofort dorthin. Bei allen Dingen, in denen er Leben spürt, ist seine Konzentration hervorragend. Unterrichtsstoff, der mit Leben erfüllt ist, fasziniert ihn. Hausaufgaben sind ein Greuel für ihn, denn er muß den trockenen Stoff, der ihm schon in der Schule nicht gefallen hat, noch einmal nachkauen. Wenn bei den Hausaufgaben das Telefon klingelt, springt er sofort auf und vergißt seine Pflichten. Der Kalium-sulfuricum-Schüler soll den Stoff nicht als Pflicht empfinden, sondern als einen integrierten Teil seines Lebens. Die Lehrer helfen ihm, die lebendige Struktur der verschiedenen Themen und Sachgebiete kennenzulernen, anstatt ihn mit Hypothesen und abstrakten Gedankengebäuden zu überschütten. Die Mathematik als die reinste der Wissenschaften fasziniert ihn besonders.

Im positiven Zustand:
Kalium sulfuricum hilft dem Schüler, langsam Leben in trockenen Stoff hineinzubringen.
Eine Schule, die den Lernstoff lebendig darstellt, ist eine zusätzliche große Hilfe für den Kalium-sulfuricum-Schüler.

Im negativen Zustand:
Große Langeweile.
Müdigkeit und Schweregefühl.
Leichte Ablenkbarkeit.

Sein Motto lautet:
„Schärfe deinen Lebenssinn!“

Es folgen jetzt einige Mittel bei Konzentrationsstörungen, die entweder im Kapitel „Schulangst" näher beschrieben wurden oder einen kleineren Wirkungskreis haben.

Lycopodium (Bärlapp)

Der Alleswisser

Auch der Lycopodium-Schüler langweilt sich. Er denkt nur noch an die Freizeit oder die Pause. Wann ist die langweilige Stunde endlich zu Ende? Ein dominanter Lehrer, der die Gefühle der Schüler nicht beachtet, kann ihm trotz Lernwilligkeit große Schwierigkeiten bereiten. Im großen und ganzen bekommt der Lycopodium-Schüler trotz seiner Unkonzentriertheit viel im Unterricht mit. Im Gegensatz zum Calcium-carbonicum-Schüler kann er den Stoff gut aufnehmen; selbst wenn er abgelenkt war. Es müssen schwerwiegende Lücken vorhanden sein, bis er z.B. vor Mathematik Angstzustände bekommt. Er kann grundsätzlich in jedem Fach Schwierigkeiten haben. Ein guter Lehrer kann ihn zu jedem Fach motivieren und den schlafenden Ehrgeiz wecken. Seine besonderen Probleme aber liegen beim Rechtschreiben. Trotz größter Bemühungen macht er immer wieder die gleichen Fehler. Beim Schreiben läßt er Buchstaben aus, schreibt sie doppelt oder vergißt den letzten Buchstaben eines Wortes. Auch Grammatik und Vokabeln gehen schwer in seinen Kopf hinein. Eine ausführliche Beschreibung des Lycopodium-Charakters finden Sie in dem Kapitel Schulangst.

Sein Motto lautet:

„Laß deine Fähigkeiten sich entladen!"

Tuberculinum bovinum (Rinder-Tbc-Nosode)

Der Lehrer steht auf der schwarzen Liste

Der Tuberculinum-Schüler versteht den Lernstoff erst, wenn er mehrmals vorgetragen wird – am besten in Variationen. Zusätzlich benötigt er am Ende eine Zusammenfassung. Darüber hinaus kann er durch seine Eigenwilligkeit Probleme mit dem Lehrer bekommen, wodurch das Verständnis des Lernstoffes noch erschwert wird. Die Persönlichkeit des Tuberculinum-Schülers ist in dem Kapitel Schulangst näher beschrieben.

Sein Motto lautet:

„Vertraue deinen Eingebungen!“

Syphilinum (Syphilis-Nosode)

Das gebrannte Kind scheut das Feuer

Das Syphilinum-Kind ist nicht fähig, sich zu konzentrieren, weil es seinen Geist gar nicht auf das Thema richten kann. Es ist schon fast eine Zumutung, daß das Kind überhaupt auf seinem Platz sitzen soll. Jedoch hat es in der Schule keine andere Wahl. Seine Gedanken sind mit allem Möglichen beschäftigt, mit all den Sachen, die es stattdessen machen könnte, daher kann es oft die einfachsten Zusammenhänge oder Rechnungen nicht verstehen, geschweige denn ausführen. Zu Hause macht das Kind alles andere lieber als seine Hausaufgaben. Eine gewisse Unruhe steckt in ihm und läßt es niemals das Eigentliche anpacken. Er ist sogar bereit, Pflichten im Haus oder außerhalb zu erledigen, nur um sich vor dem Lernen zu drücken. Die Eltern müssen sehr viel Energie aufwenden, damit das Kind seine Hausaufgaben erledigt.

Sein Motto lautet:

„Denke von Herzen!“

Tabacum (Tabakpflanze)

Durch Rauch verschleiert

Tabacum ist wichtig bei Kindern, deren Eltern Raucher sind oder waren. Es kann auch als Blockademittel in Frage kommen, wenn die „gut gewählten" Mittel nicht befriedigend wirken.

Beim Kind herrscht eine gewisse Passivität, Selbstbetrug und Willensschwäche vor. Es kann einfach nicht die Kraft aufbringen, um zu lernen, obwohl es weiß, daß es dies tun müßte. Dies wird so lange hinausgezögert, bis es nicht mehr anders geht. Der letzte Entschluß, die Dinge anzupacken und zu erledigen, fehlt. In der Klasse ist es ähnlich. Das Kind möchte sich auf das Thema konzentrieren, aber es kann die Kräfte nicht sammeln. Also hört es zwar alles an, aber das richtige Verständnis fehlt. „Ich kann mich beim besten Willen nicht konzentrieren."

Sein Motto lautet:

„Sei gnädig zu Dir selbst!"

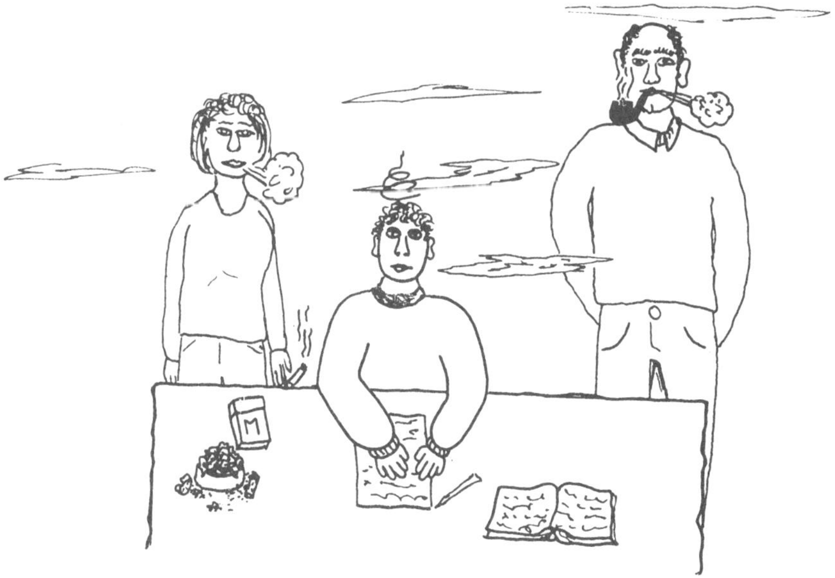

Alcohol (Alkohol)

Die abgestumpfte Lustigkeit

In den Familien, in denen gewohnheitsmäßig getrunken wird oder es Trunksucht gab, kann dieses Mittel oft hilfreich sein, mindestens um den Weg für andere Mittel anzubahnen.
Das Alcohol-Kind findet keinen Bezug zu dem Lernthema. Es braucht eine gewisse Einstimmung. Sein Herz muß aufgehen, und es muß einen Schauer (thrill) spüren, wie schön es sein könnte, mehr darüber zu erfahren.
Wenn der Lehrer z.B. in Geschichte erzählt: *„Christoph Columbus war ein intelligenter und vielseitig begabter Mensch. Als er den Matrosen seine Führungskraft demonstrieren wollte, nahm er ein Ei und fragte: Wer kann dieses Ei auf der Spitze zum Stehen bringen? Als alle es vergeblich versuchten, knallte er das Ei hart genug auf den Tisch, daß die Eischale zerdrückt wurde, und natürlich stand es auf seiner Spitze. Diese kleine Vorführung beeindruckte die Matrosen..."*
....dann ist das Kind, das Alcohol als Mittel braucht, ebenso beeindruckt. Kleine interessante Bemerkungen oder Anekdoten beleben sein Herz und fesseln es ganz und gar. Ansonsten wird der durchgenommene Stoff nur mäßig verdaut. Mit den Hausaufgaben kann es erst anfangen, wenn man kleine lustigen Geschichten oder auch Witze erzählt.

Sein Motto lautet:

„Du kannst es, sei erfinderisch!"

3. Hausaufgaben

Bei Hausaufgaben hört man oft: „Es ist nicht günstig, sie gleich nach der anstrengenden Schule zu machen. Man sollte zuerst essen, dann einige Hausaufgaben erledigen und wieder spielen gehen. Zwischen 16.00 und 18.00 Uhr erreicht die Leistungsfähigkeit wieder einen Höhepunkt, dann kann man mit den Aufgaben optimal weitermachen.“

Die Homöopathie lehrt es uns anders. Im Hinblick auf die Leistungsfähigkeit bestehen ganz individuelle Gegebenheiten und Lernmöglichkeiten. Drei Mittel stechen durch ihre besonderen Merkmale hervor:

- Das Lycopodium-Kind will die Hausaufgaben gleich machen, vergißt diesen guten Vorsatz aber beim Spiel völlig. Es schiebt sie immer weiter hinaus und fängt erst um 10 Uhr nachts damit an. Nach einer Weile beschließt es, sie am nächsten Morgen zu erledigen. „Um 3 Uhr früh bitte wecken!“ Es ist tatsächlich in der Lage, sie morgens schnell durchzuziehen. Die beste Zeit ist um 4 Uhr morgens. „Den Tag kann man doch nicht mit solch langweiligen Sachen vertun!“ Seine schlechteste Zeit währt von 16 – 20 Uhr. Da kann es sich überhaupt nicht konzentrieren. Dies ist die beste Zeit für das Kind, Sport zu betreiben und gut in Gang zu kommen.
- Das Tuberculinum-Kind macht die Hausaufgaben gleich, um die restliche Zeit frei zur Verfügung zu haben.
- Das Calcium-carbonicum-Kind sagt sich: „Ich schaffe das schon, es ist ja nicht viel. Am besten, ich erledige gleich etwas.“ Aber es kommt zu keinem Ende und muß zum Spielen hinausgeschickt werden. Es kehrt nicht von selbst heim und muß schließlich geholt werden. Letztendlich sitzt es bis 10 Uhr nachts über seinen Aufgaben.

4. Prüfungsmittel

Auch bei der Angst vor Prüfungen gibt es einige hilfreiche homöopathische Mittel.

Anacardium orientale (Elefantenlausbaum)

Das anerzogene Versagen

Auf englisch heißt Anacardium „marking nut", weil die Nuß des Baumes zum Zeichnen verwendet wird. Diese Markierungen lassen sich nicht mehr wegradieren. Auf deutsch heißt das Mittel „Merknuß". Schon der Name deutet auf den guten Einsatzbereich bei Schulschwierigkeiten hin. Die Nuß ist herzförmig, wodurch angedeutet wird, daß sie auch heilsam auf die Herzensenergie wirkt und Mut verschafft.

Das Anacardium-Kind hat von seinen Eltern und Lehrern zuviel Schlechtes gespiegelt bekommen. Die Erzieher haben es zu oft in einer unfreundlichen Art und Weise zurechtgewiesen und ihm Moralpredigten gehalten, wie sich ein anständiger Mensch zu verhalten habe. Dies führte dazu, daß das Kind einerseits den starken Wunsch verspürt hat, ein guter Mensch zu sein und seine positiven Eigenschaften zu pflegen, andererseits ist es von dem inhumanen Vorbild der Erzieher geprägt. Dies erscheint wie ein schwarzer Strich auf einem schönen Landschaftsbild. Denn immer wenn das Kind handeln will, wird es mit seinem anerzogenen Unvermögen, etwas Gutes zu schaffen, konfrontiert. Aus diesem Grunde flattern seine Nerven vor einer Prüfung, obwohl es gut gelernt hat. Denn in seinem tiefsten Inneren ist es davon überzeugt, daß es nichts Gutes schaffen kann.

Sein Motto lautet:

„Zuversicht ist mein Motto!"

Argentum nitricum (Silbernitrat)

Fehlendes Urvertrauen

Das Kind steht am Tag der Prüfung auf, frühstückt und sagt auf einmal: „Ich gehe heute nicht zur Prüfung hin."
„Wieso," fragt die Mutter, „was ist denn los?"
„Nein!", sagt das Kind, „Ich schaffe es nicht, also hat es keinen Sinn hinzugehen. Es wird schieflaufen."
„Aber Du hast doch alles so gut gelernt!", meint der Vater.
„Ich bin fest entschlossen, nicht hinzugehen!", sagt das Argentum-nitricum-Kind.
Die Eltern können das Kind mit keinem Wort umstimmen. Die letzte Rettung suchen sie beim Homöopathen. Glücklicherweise wohnt er gleich um die Ecke. Eine Gabe Argentum nitricum C 1000 und nach wenigen Minuten sagt das Argentum-nitricum-Kind: „Laßt uns gehen!"

Sein Motto lautet:

„Ich kann es, weil ich es kann!"

Gelsemium (Jasmin)

Das Black-Out-Syndrom

Das Gelsemium-Kind würde die Prüfung gerne gut bewältigen. Es hat sich solide vorbereitet, und die Aufgabe darf nicht schiefgehen. Bei der mündlichen Befragung empfindet es auf einmal eine dunkle Leere in seinem Gehirn. Es kann keine Antwort mehr geben. Es fällt ihm nichts mehr ein. Das gleiche kann ihm auch bei einer schriftlichen Prüfung passieren. Wenn es den Fragebogen in die Hände bekommt, ist alles, was es gelernt hat, verflogen. Dieser Zustand kann verhindert werden, wenn man versteht, daß es dem Kind bei der Prüfung fast um Leben und Tod geht.

Sein Motto lautet:
„Mein Geist ist immer präsent!“

Ignatia (St. Ignaz-Bohne)

Ängste werden wahr

Das Ignatia-Kind ist hin- und hergerissen, da eine Prüfung bevorsteht. Es hat seinen Vater lieb und möchte ihm eine Freude bereiten. Andererseits hat es nicht immer Zeit, seinen schulischen Pflichten entsprechend nachzugehen. Nun befürchtet es, daß genau das, was es nicht gelernt hat, bei der Prüfung drankommt. Die Angst vor dem Versagen wird immer größer, bis es fast hysterisch wird. Aufgrund seiner Empfindlichkeit kann man nur schwer ein vernünftiges Wort mit ihm reden. Irgendwie schafft es der Vater mit ermutigenden Worten, das Kind zu beruhigen, so daß es sich zusammennehmen kann und zur Prüfung geht. Doch das Schicksal schlägt zu. Seine Befürchtungen erfüllen sich – genau das, was es nicht gelernt hat, wird abgefragt. Heulend kommt es nach Hause und ist für das nächste Mal noch negativer programmiert.

Sein Motto lautet:
„Wahrhaft bin ich in meiner Mitte!“

5. Schulprobleme in der Pubertät

Jedes Kind kommt früher oder später in die Pubertät und muß lernen, daß es ein eigenständiges Wesen ist, das nicht mehr von den Eltern abhängig ist. Das bedeutet jedoch nicht, daß die Pubertierenden sich der Familiengemeinschaft entziehen möchten. Sie wollen vielmehr nicht länger den Meinungen der Eltern ausgeliefert sein. Es würde keinen Ungehorsam der Kinder geben, wenn ihnen die Eltern – und auch die Lehrer – statt ihrer eigenen Vorstellungen, wie die Dinge zu sein haben, das präsentieren und vorleben würden, was das Leben in Wahrheit fordert. Jeder Mensch hat in sich die Triebfeder, nach der Essenz, nach dem Sinn des Lebens zu suchen. 12 Jahre lang haben die Eltern dem Kind ihr eigenes Weltbild versucht zu vermitteln und es mit ihren Meinungen beeinflussen können. Jetzt kommt die Zeit der Abnabelung, und die Suche nach der eigenen individuellen Weltanschauung beginnt.

Wer Kindern die Freiheit läßt zu sagen, was sie bewegt, und wer ihnen vorurteilsfrei zuhört – auch aktives Zuhören genannt –, wird sehr viel von ihnen erfahren und lernen. Kinder sagen oft unverblümt die Wahrheit und die kann manchmal recht unangenehm und verletzend sein. Hier sollten wir nicht antworten: „Wenn du noch einmal so frech zu mir bist . . .“ Stattdessen haben wir die Möglichkeit, über das Zuhören und die folgende Auseinandersetzung einen neuen Zugang zu unserem Kind zu bekommen und festgefahrene Strukturen zu ändern.

In der Übergangsphase zwischen 12 und 14 Jahren sind die Kinder noch unentschlossen in ihrem Selbstbewußtsein, danach akzeptieren sie keine Anmaßungen der Eltern mehr. Kinder nehmen genau wahr, was wir tun. Man kann sich vor ihnen nicht verstecken, vor allem nicht vor den eigenen Kindern. Und dabei suchen sie fast verzweifelt in dem Chaos ihrer neuaufkommenden Gefühle und dem Dschungel der Anforderungen unsere Liebe, Weisheit und

Führung. Als eigenständige Wesen benötigen die Kinder ihre Eltern jetzt als Freunde und diskrete Ratgeber.
Die Wandlung vom Kind zum Jugendlichen bis hin zum Erwachsenen ist schwer genug, daher sollte nie abfällig über pubertierende Kinder gesprochen werden, auch wenn sie nicht anwesend sind. Vielen Eltern ist die oft rasante und unverständliche Entwicklung der Jugendlichen unangenehm, und sie versuchen, auf alle möglichen Arten Herr der Lage zu bleiben und den Jugendlichen zu lenken, das heißt ihn zu manipulieren. Wir haben Angst, daß das Kind in schlechte Gesellschaft geraten könnte, sich in eine Richtung entwickelt, die wir absolut nicht akzeptieren können, oder daß es plötzlich völlig vereinsamt. Aber das passiert nur, wenn wir es zuvor versäumt haben, bei uns selbst negative und störende Eigenschaften anzuschauen und den Versuch zu wagen, sie aufzulösen. Wenn negative Muster, wie z.B. der Hang zum Drogenmißbrauch oder die rücksichtslose Ellbogenmentalität am Arbeitsplatz, ihre Heimlicheit und „Schande" verloren haben oder bereits aufgelöst sind, ist die Wahrscheinlichkeit groß, daß das Kind diese nicht mehr wiederholen muß. Wenn die Eltern und Großeltern eigenes falsches Verhalten nicht ändern, muß das Kind dieses für sie nochmals wiederholen und aufzulösen versuchen. Je intensiver der Einsatz des Kindes dabei ist, desto größer ist sein Lernprozeß. Lernprozesse können verkürzt, aber nicht gestrichen werden. Aufgaben müssen erfüllt, aber nicht gemieden werden. Als göttliche Wesen, die wir alle ja sind, haben wir die Möglichkeit, den ersten Impuls zur Umwandlung zu geben. Aber um diese Arbeit zu vollbringen, brauchen auch Jugendliche ihr eigenes Zeitmaß.
Wir sollten unseren Kindern deshalb Zeit in alle Ewigkeit, die wir selbst ja auch benötigen, geben und unendliche Geduld aufbringen. Es ist nicht entscheidend, wann das Kind etwas lernt und wann es nicht mehr so „dumm" ist. Bei allen Taten des Kindes ist es wichtig, ihm gegenüber eine liebevolle Haltung zu bewahren und nicht nach

der Wirkung seines Tuns zu fragen. Es kann für vieles eine verhältnismäßig schnelle Lösung geben, aber kein Mensch kann zu etwas gezwungen werden – auch Jugendliche nicht. Stattdessen nehmen wir eine Grundposition ein, die von Liebe geprägt ist und in der wir warten können, bis die Reife erreicht ist. Fast wie ein Seuche macht sich heutzutage unter vielen Jugendlichen eine depressive Grundhaltung breit angesichts der düsteren Zukunftsperspektiven und weil sie sich in den veralteten inhumanen Gesellschaftsstrukturen nicht mehr zurechtfinden, vielleicht weil viele unserer Kinder schon den Impuls für eine neue Gesellschaftsform in sich tragen. Viele wissen nicht mehr, wofür es sich eigentlich lohnt zu leben und haben kein Ziel vor Augen. So fehlt auch die Motivation, sich in der Schule anzustrengen und die Lebensfreude schwindet immer mehr; diese Null-Bock-Mentalität wird teilweise grotesk verdeckt durch übertriebene „Party-Stimmung" mit diversen Drogen oder brutalen Schlägereien zwischen verschieden Cliquen. Unsere Aufgabe ist es, das Feuer der Lebensfreude am Leben zu erhalten und die Kreativität, die in jedem unserer Kinder steckt, zu stärken, denn die Kinder von heute sind unserer aller Zukunft von morgen.
Die homöopathische Behandlung vermag in großer Geschwindigkeit Lernschritte zu unterstützen und zu beschleunigen. Ein Aethusa-Kind z.B. ohne Homöopathie durch die Pubertät zu begleiten, ist schon möglich, aber es ist sehr mühselig, da die Phantasien des Kindes seinen Kopf belagern und die Realität nur sehr schwer zu begreifen ist. Die Homöopathie kann natürlich nicht alle Probleme lösen, aber sie vermag schon vorhandene Türen zu öffnen. Die eigentliche Heilung ist ein Akt der Gnade und löst zwei Drittel der Probleme, den Rest müssen wir selbst aus eigener Mühe und Kraft bewältigen, in Verbindung mit dem göttlichen Selbst.
Kinder, die in der Pubertät Schwierigkeiten mit der Schule und/oder den Eltern haben, suchen Ausgleichsmöglichkeiten, um Erfahrungen zu sammeln. Hierzu stehen ihnen viele Übungsfelder in den

verschiedensten Lebensbereichen zur Verfügung. Sie können aber auch völlig überfordert von der neuen Lernaufgabe sein und ganz allgemein den Glauben an das Leben verlieren und depressiv werden. Dies geht meist mit einem Leistungsabfall in der Schule einher. Für depressive Verstimmungen gibt es eine Reihe von unterstützenden homöopathischen Mitteln. Vor allem kommen Lachesis, Ignatia, Natrium muriaticum und Phosphor in Betracht.

Lachesis (Buschmeisterschlange)

Depressiv durch Konventionen und Bevormundung

Bei beiden Geschlechtern ist dies eines der wichtigsten Mittel bei Depressionen in der Pubertät.
Das Lachesis-Kind neigt dazu, schwermütig zu sein. Auch wenn es an sich ein sehr lebhaftes und vielseitiges Kind ist, merkt man, daß irgendwo in ihm tief verborgen die Melancholie sitzt – der Zustand, der die Galle schwärzt und die Seele trübt. Dieser Hauch von Schwermut um Lachesis ist immer wahrzunehmen, selbst bei den lebhaftesten Kindern.
Das Lachesis-Kind ist meist selbständig und sucht keine Hilfe bei anderen, jedoch unterstützt es Hilfsbedürftige gerne. Seine Fragen, die Unterstützung anderer betreffend, sind immer rhetorisch, denn es weiß im voraus schon genau, welche Hilfe sie brauchen. Um diese Hilfe zu leisten, muß es gut strukturiert sein. Bei seinen Hilfsaktionen ist Lachesis sehr lebendig. Jedoch fehlt ihm die Beweglichkeit, um bei jeder neuen Person die Hilfe entsprechend anzupassen; dann wird es dominierend und schafft sich Ablehnung in seinem Umfeld. Es will zwar die vielfältigen Zusammenhänge des Lebens sehen und verstehen, aber in der Praxis vertritt es oft eine einseitige Sichtweise.

In der Pubertät ist dies von großer Wichtigkeit, denn das Lachesis-Kind birgt ein tiefes Wissen in sich, wie sein Leben von Natur aus laufen soll und es möchte dementsprechend vielseitig beschäftigt sein. Die Vorstellungen und Einengungen der Lehrer und Eltern behindern oft diese Entwicklung. Wenn die Beengung ein größeres Ausmaß annimmt, wird der Lachesis-Jugendliche depressiv, verliert seine Vielfältigkeit und Lebendigkeit. Er spürt eine Enge am Hals bis zum Kloßgefühl und kann am Hals keinen Druck, auch nicht durch die Kleidung, vertragen. Seine ganzen Bemühungen, seinen inneren Plan zu verwirklichen, werden zunichte gemacht, seine Hilfen nicht gewürdigt. Er zieht sich zurück, redet nicht mehr, ist am liebsten für sich allein. Dementsprechend ist ein Leistungsabfall zu verzeichnen.

Bis zum 13./14. Lebensjahr war das Lachesis-Kind vielfältig und lebensfreudig, jetzt interessiert es sich für nichts mehr. Es sucht auch keine Hilfe, weder bei den Eltern noch beim Freund. „Das muß man mit sich selbst ausmachen", denkt es. Die Lehrer und Eltern stellen den Leistungsabfall zwar fest, führen ihn aber auf die Pubertät zurück. Sie sagen: „Es ist ganz gut für ihn, er war eigentlich zu lebendig."

In Wirklichkeit ist der Lachesis-Jugendliche depressiv geworden. Das unterschwellige schlechte Gefühl, daß irgend etwas nicht mit ihm stimmt, wird nicht genügend beachtet und er gleitet immer tiefer in die Isolation. Er hatte immer gute Noten geschrieben und so fragen die Eltern: „Was ist denn los mit Dir? Was ist Dir zuviel? Du mußt eben mehr lernen, Du mußt Dir viel mehr Mühe geben und mehr Zeit für die Hausaufgaben verwenden." Der Lachesis-Schüler fügt sich willig und sitzt stundenlang beim Lernen – doch die Leistung wird nicht besser. Es kann sein, daß er sich nun ganz zurückzieht und nur noch zu den Mahlzeiten erscheint. Sonst liest er in seinem Zimmer.

Wenn also aus unerklärlichen Gründen die Leistungen abfallen, obwohl der Schüler sich viel Mühe gibt und zu Hause eigentlich alles bestens ist, ist Lachesis das Mittel der Wahl. Es ist das am häufigsten angezeigte Mittel in der Pubertät.

Zusammenfassung:

- Es kommt in der Pubertät zum Leistungsabfall aus unerklärlichen Gründen. Dies ist bedingt durch Lebensüberdruß und tiefen Pessimismus.
- Der Schüler springt von einem Thema zum nächsten, er ist sehr redselig und dann plötzlich wieder ganz traurig und in sich gekehrt.
- Er ist immer in Eile, besonders abends.
- Er möchte ganz allein sein und auch nicht zur Schule gehen.
- Am besten kann er nachts geistig arbeiten. Aber dadurch besteht die Gefahr, sich zu überanstrengen.
- Er hat ein schwaches Gedächtnis.
- Er macht Fehler beim Schreiben und Sprechen.
- Er sprüht vor Ideen, ist geistig sehr aktiv, besonders abends.
- Seine Auffassungsgabe ist sehr schnell.

Sein Motto ist:

„Mein Leben ist mein Leben!“

Ignatia (St. Ignaz-Bohne)

Das Vorbild war eine Täuschung

Natürlich kommt auch Natrium muriaticum, aber in erster Linie Ignatia in Frage, wenn für das Kind durch die allgemeine Loslösung in der Pubertät eine „Trennung vom Geliebten“, das heißt von den Eltern oder besonders von einem Elternteil, stattfindet. Das Ignatia-

Kind ist von vornherein kein Freund der Schule. Sein Verhältnis zu Eltern und Schule war schon immer zwiespältig und ist geprägt von dem Bild, das sich das Kind von den Eltern gemacht hat. So ist bei einem Ignatia-Mädchen in besonders ausgeprägter Form der Vater das Vorbild, bei einem Ignatia-Jungen die Mutter. Danach richtet es sein gesamtes Weltbild aus und ist ständig am Vergleichen und Suchen, um sich sicher zu fühlen. Sind die Lehrer in den Augen des Ignatia-Kindes nett, so wie die Mama oder der Papa, dann liebt es auch die Schule. Sind die Lehrer seiner Meinung nach dickköpfig, das heißt entsprechen sie nicht seinem Vorbild des geliebten Elternteils, ist das Ignatia-Kind noch dickköpfiger, nach dem Motto: „Mensch, ärgere dich mal!"

Das Ignatia-Kind kann so geschickt und subtil seinen Lehrer reizen, besonders wenn der eigentliche Konflikt zu Hause mit dem geliebten Elternteil immer unerträglicher wird, daß dieser gar nicht merkt, was passiert. Diese aggressive, unterschwellige Herausforderung kann sich auch auf andere Lebensbereiche übertragen und sich derart steigern, daß besonders schlimme und dramatische „Schicksalsschläge" eintreten: Erst stirbt die Lieblingskatze, dann verliert es die Lieblingsfreundin. Das ist die Tragödie bei einem Ignatia-Kind und weist auf das Mittel Ignatia hin. Natürlich gibt es ein unvorhersehbares Schicksal, aber man kann manche Schicksale auch abwenden.

Bei dem Ignatia-Kind besteht die unterschwellige Irritation, daß ein Elternteil – meist der gegengeschlechtliche – ihm kein richtiges Vorbild sein konnte, obwohl es diesen doch so inbrünstig geliebt hat. Entweder weil er wirklich nicht anwesend war oder weil er aus persönlichen Konflikten heraus nicht für das Kind greifbar war. Und so braucht und sucht sich das Ignatia-Kind andere Lebewesen in seinem Umfeld als Ersatz für das unbedingt notwendige Vorbild. Wie entsteht nun dieses fast theatralische Drama? Worin besteht das Trauma? Das, was das heißgeliebte und ersehnte Vorbild hätte sein sollen, hat das Kind in seinem tiefsten Herzen enttäuscht. Immer wieder und über Jahre hinweg. Und so beginnt sich das Rad zu drehen. Das von dem Kind erwählte Ersatzvorbild (zuerst die Katze, dann ein Freund oder eine Freundin, später der Lehrer) muß es jetzt auch enttäuschen und das Muster wird demgemäß ständig wiederholt. Die einzige Möglichkeit, sich vor dem fast unerträglichen Schmerz der Enttäuschung zu schützen, ist die selbstgewählte Trennung, wovon das Sterben eine der extremsten Möglichkeiten ist. Die Katze ist so lieb und wird das Kind nicht enttäuschen. Aber falls doch, ist es besser, sie wäre gleich tot! Die Freundin ist so warmherzig, daß sie das Kind bestimmt nicht enttäuschen wird, aber falls doch, trennt sich das Kind lieber von sich aus und ist sehr garstig und widerborstig zu ihr, daß sich die Freundin entrüstet abwendet. In seiner Angst vor Enttäuschungen ist das Ignatia-Kind großen Gefühlsschwankungen unterworfen.

Wenn ein Kind große Schwierigkeiten bei einem Umzug hat, sei es der eigene oder der einer geliebten Freundin, denkt man zuerst an Ignatia, dann an Natrium muriaticum.

Ignatia und Natrium muriaticum im Vergleich

Die Zustände von Ignatia und Natrium muriaticum sind sich sehr ähnlich, wobei das Trauma bei Natrium muriaticum noch wesentlich einschneidender ist. Bei Ignatia geht es um das Vorbild und das Ersatzvorbild, während es bei Natrium muriaticum um lange zurückliegende Erlebnisse geht, man weiß gar nicht mehr, um was. In beiden Fällen hat das Leben keinen Sinn mehr und es geht um die Liebe, die man vom anderen erwartet hat und die man bis jetzt nicht bekommen hat. Bei Natrium muriaticum liegt der Vertrauensbruch meistens sehr früh in den ersten zwei Lebensjahren; damals war das Kinderherz noch offen und voller Vertrauen, es hat aber statt der erwarteten Liebe eine Ohrfeige empfangen; eine Ohrfeige auch im übertragenen Sinn. Das Natrium-muriaticum-Kind erwartet Zuneigung und im gleichen

Moment erfährt es eine Ablehnung. Es ist zwar auch eine Enttäuschung wie bei Ignatia damit verbunden, aber es geht um die noch tiefere Ablehnung der gesamten Persönlichkeit.
Stirbt eine geliebte Person, empfindet das ein Natrium-muriaticum-Kind, als persönliche Ablehnung, d.h. es fühlt sich nicht akzeptiert. Das Leben hat seinen Sinn verloren. Der Natrium-muriaticum-Schüler ist dann depressiv und nicht mehr fähig, irgendeine schulische Leistung zu bringen. Das Gedächtnis ist wie weggefegt, Sinnlosigkeit macht sich in seinem Geist breit. Nichts anderes findet mehr Platz in seinen Gedanken, es ist ein stumpfes Brüten. Auch nach Monaten kann der Geist nicht richtig funktionieren. Mit den Dingen, die es vorher schon konnte, kann es etwas anfangen. Nur die einfachsten Dinge funktionieren noch. Es ist ein einziges Kummer-Bündel.
So ist bei jugendlichen Depressionen Ignatia von Natrium muriaticum zu trennen durch deren Leitsymptom einerseits der Enttäuschung des Vorbildes und andererseits der tiefliegenden Ablehnung. Es können viele andere Mittel in Frage kommen, aber Ignatia und Natrium muriaticum sind heutzutage neben Lachesis die häufigsten Mittel. Wobei noch hinzuzufügen ist, daß Ignatia keine durchgehenden Depressionen zeigt, dafür ist es zu schwankend in seinen Gefühlen. Bei derartig tiefsitzenden Störungen werden keine niedrigen Potenzen verwendet. Man fängt nicht unter LM 30 an.

Das Motto lautet:
„Ich bin ich und du bist du!"

Die Schule der Zukunft für Ignatia

Wenn Ignatia in die Schule kommt, fühlt sie sich gleich gut aufgehoben. Die Lehrer sind fürsorglich, lieb und weise Menschen. Ihre Gegenwart ist beruhigend. Sie geben sich Mühe, den Lernstoff in das Herz des Schülers hineinzuüben.

Natrium muriaticum (Kochsalz)

Vertrauensbruch und Ablehnung in frühester Kindheit

Zu Hause sind die Eltern zwar um ihr Kind bemüht, aber trotzdem fühlt sich der Natrium-muriaticum-Schüler nicht genügend beachtet und ist der Meinung, daß er nicht genügend Aufmerksamkeit bekommt. Die Gespräche zwischen Eltern und Kind sind so knapp wie möglich. Es gibt für den Natrium-muriaticum-Schüler keine richtige Zeit, um das am Tag Erlebte in Ruhe und Gelassenheit erzählen zu können. Seine schulischen Leistungen werden langsam schlechter. Er kann auch nicht mehr richtig lernen. Im Grunde genommen hat er überhaupt keinen Spaß mehr, aber da es sein muß, gibt er sich trotzdem viel Mühe, um den Stoff gründlich zu lernen. Das ganze Lernen ist mechanisch geworden, und nachdem es seines Empfindens nach so wenig Liebe und Aufmerksamkeit zu Hause gibt, ist sein Herz nach und nach erstarrt und läßt sich nicht mehr dazu bewegen, die notwendigen Gefühle in das Gelernte einfließen zu lassen. Also hört auch sein Gedächtnis auf zu funktionieren. Er wird depressiv und in diesem Zustand ist er mehr nicht fähig, irgendwelche schulischen Leistungen zu erbringen. Was er früher mit Leichtigkeit lernen und erledigen konnte, kostet ihn jetzt sehr viel Kraft. Es funktionieren nur die einfachsten Dinge.
Auf einmal verliebt sich der Natrium-muriaticum-Schüler und Glück kehrt in sein Leben zurück. Er kann es kaum fassen, daß das Leben so schön sein kann. Seine ganze Zeit verbringt er oder sie nur noch mit der Freundin oder dem Freund. Die Schule ist vergessen, als ob sie gar nicht mehr existiert und die nächsten Wochen vergehen wie im Fluge. Seine Leistungen in der Schule sind gleich null, und erst, wenn er nur noch Fünfer und Sechser schreibt, wacht der Natrium-muriaticum-Schüler auf, auch weil sich die Eltern nun notgedrungen mehr Zeit für ihn nehmen müssen. Auch wenn die Eltern in ihrer Anteilnahme und Beachtung nur oberflächlich bleiben, das Pflicht-

bewußtsein des Natrium-muriaticum-Schülers sorgt dafür, daß er seine Aufgaben nicht länger vernachlässigt. Sein Herz lacht und er kann seine schulischen Aufgaben sehr zügig und mit Freude bewältigen, um danach wieder mit seiner Freundin zusammensein zu können. Hält sich die Liebe zwischen den beiden, macht die Schule dem Natrium-muriaticum-Schüler keine Probleme mehr.

Da Natrium-muriaticum-Kinder schon sehr früh vor dem zweiten Lebensjahr einen Vertrauensbruch erlitten haben, kommt es in den meisten Fällen im weiteren Verlauf des Lebens immer wieder zu ähnlichen schmerzhaften Situationen. Würde die Liebe zu seiner Freundin zerbrechen, wäre das ein schwerer Schlag für unseren Natrium-muriaticum-Schüler. Sein Leben würde erneut an Sinn verlieren und seine schulischen Leistungen würden, je nachdem, wie er sich damit abfindet, wieder mittelmäßig oder schlecht werden. Wird zu diesem Zeitpunkt das Mittel Natrium muriaticum gegeben, ist der Wiederholungszwang der verletzten Liebe unterbrochen und der Schüler kann mit neuerworbenem Vertrauen langsam wieder Boden unter den Füßen gewinnen.

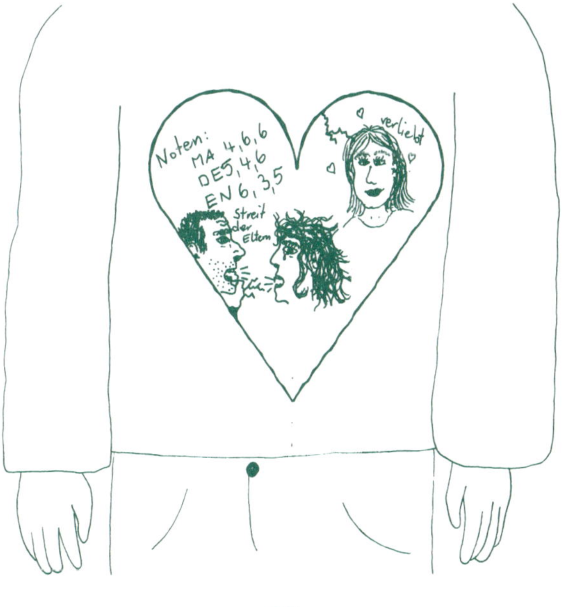

Das Motto lautet:
„Ich weiß mich zu schätzen!“

Die Schule der Zukunft für Natrium muriaticum
Eine liebevolle Atmosphäre herrscht in der Schule. Die Lehrer lieben das Fach, für das sie zuständig sind. Wenn sie über ein Thema reden, dann fließen die Gefühle von Enthusiasmus mit hinein. Die Schüler lieben den Unterricht, sogar die Zahlen in der Mathematik werden zu lebendigen Figuren.

Phosphor (gelber Phosphor)

Fehlende Liebe löschte das Feuer der Begeisterung

Der Phosphor-Schüler hat eigentlich keine Schwierigkeiten beim Lernen an sich. Er ist intelligent, lebhaft und voller Lebensfreude. Auch ist er kontaktfreudig, kreativ, schöpferisch, musikalisch und er tanzt gerne.
Was ist dann sein Problem? Es kommt zum Konflikt zwischen den Vorstellungen, wie Phosphor leben will, und den tatsächlichen Eindrücken und Anforderungen in der Schule, die ihn mit der Zeit abstumpfen lassen. Dieser Schüler sollte bei seinen umfangreichen kreativen Fähigkeiten und seiner Intelligenz normalerweise keine größeren Schwierigkeiten haben, aber er kann trotzdem nicht richtig lernen. Die Realität in der Schule „tut einem weh!“. Es geht ihm dann so schlecht, daß er nicht mehr reden kann. Es kann ihm sogar das Herz wehtun. Er hat ein ähnliches Problem wie sein Kalium-sulfuricum-Mitschüler. Alle schönen Sachen im Leben, wie Kochen, Sticken und die Theatergruppe, interessieren den Phosphor-Schüler, weil er sich dabei mitten im Leben fühlt und sich vollends in die Tätigkeit einfühlen und mit ihr verschmelzen kann, aber jetzt

muß er lernen und das Ganze theoretisch erfassen – dabei bricht seine ganze Schöpferkraft in sich zusammen.
Er verliert seine Lebendigkeit schon allein beim Gedanken ans Lernen. Es geht ihm dann einfach rundum schlecht, er ist so müde und die Lebensfreude ist wie erloschen.
Gibt es irgend jemanden, der überhaupt in diesem Zustand etwas lernen kann? Das Kind sitzt vor der Hausaufgabe und starrt sie an, dann beginnt es zu singen: „Es war einmal ein König . . .", und die Mutter sagt sofort: „Hör auf zu singen, lerne!" Das Kind gehorcht, aber nun wird es noch müder und stumpfer und zieht sich völlig in sich zurück. Es versteht nun überhaupt nicht mehr, was eigentlich von ihm verlangt wird und hat den Bezug zur eigentlichen Hausaufgabe verloren, weil jegliche Lebendigkeit ausgeklammert wurde.

Das Motto lautet:
„Ich bin der Ernährer meiner eigenen Herzensflamme!"

Die Schule der Zukunft bei Phosphor

Der Lehrer kommt in die Klasse, als ob er eine Bühne betritt und das Thema beginnt vor den Augen der Schüler lebendig zu werden.
Die Schüler erleben das Thema, wie es tatsächlich im Leben ausschaut. Es ist eine lebhafte freudige Darstellung.

Nux vomica (Brechnuß)

Fehlende Stärke macht ihn wütend

Allein die Tatsache, daß er etwas im Unterricht sagen muß, obwohl er selbst gerade das nicht beabsichtigte, genügt, um den Nux-vomica-Schüler zu verärgern.
Daß andere Menschen (die Lehrer) für ihn bestimmen, wann welcher Unterrichtsstoff bearbeitet werden muß, ist wirklich sehr ärgerlich! Und deshalb kann (will) er nicht lernen.
Er bemüht sich zwar schon, ein fleißiger Schüler zu sein, aber in dem Moment, wo er etwas Bestimmtes machen muß und der Druck stärker wird, ärgert er sich. Und wenn man mit Ärger im Bauch Zahlen addieren muß und möglichst schnell die lästige Aufgabe erledigt haben will, kommt dabei oft ein falsches Ergebnis heraus. Das ist dann doppelt so ärgerlich, denn eigentlich wollte er ja schnell fertig werden.

Im positiven Zustand kann der Nux-vomica-Schüler so schnell rechnen, daß er immer als erster in der Klasse fertig ist.

Im negativen Zustand: Aber sowie ihm gesagt wird, daß er die Aufgabe jetzt zu diesem Zeitpunkt erledigen soll, schiebt sich der Ärger über den Druck von außen dazwischen und es geht gar nichts mehr. Er kann nicht mehr mitarbeiten und folglich auch nicht mehr richtig lernen.
Nux vomica ist ein Mittel, das relativ leicht zu erkennen ist.

Das Motto lautet:
„Ich tu es einfach!“

6. Homöopathische Hilfe für überforderte Eltern

Manche Kinder mit Lernstörungen können ihre Eltern auf eine harte Geduldsprobe stellen, wie z.B. ein Barium-carbonicum-Kind, das mit dem Leistungsdruck nicht zurechtkommt und in allem ständig hinterherhinkt, oder ein Syphilinum-Kind, das mit seiner Unruhe und dem Unvermögen, sich alleine an die Hausaufgaben zu setzen, eine ständige Herausforderung ist. Diesen Kindern muß natürlich geholfen werden und dafür stehen eine Reihe von Mitteln zur Verfügung. Aber auch den Eltern stehen homöopathische Hilfen zur Seite, durch die sie geduldiger und einfühlsamer mit dem Kind werden, wenn ihre Nerven überreizt sind.

Hinzu kommen oft übersteigerte Erwartungen an die Leistungen des Kindes. Glücklicherweise hat sich in Deutschland allgemein die Erkenntnis durchgesetzt, daß es im Zweifelsfall besser ist, die Kinder lieber später als zufrüh einzuschulen. In einigen anderen Ländern hingegen werden die Kinder oft viel zu früh, meist aus falschem Ehrgeiz, Unwissen oder beruflichen Gründen eingeschult. Oft beginnt dann ein Teufelskreis: Meist erreichen diese Kinder nur knapp das erste Klassenziel, und weigern sich zusätzlich, mit den Eltern zu Hause zu arbeiten, weil sie lieber mit den Klassenkameraden spielen möchten; am Anfang des zweiten Schuljahres setzen die Eltern nun alles daran, dem Kind Nachhilfeunterricht zu geben und wenden sich an den Homöopathen, ein geeignetes Mittel für das Kind herauszusuchen, damit es besser lernen kann.

Zunächst ist es ratsam, als Eltern in aller Ruhe die Lage zu überdenken. Manchmal wird die eigene Angst, in dieser Gesellschaft mit den Leistungsanforderungen nicht Schritt halten zu können, unbewußt auf das Kind übertragen und ihr natürlicher Ehrgeiz steigert sich durch diese schlummernde Angst derart stark, daß das Kind unter großen Druck gerät und stark überfordert wird. Es ist in seiner

Entwicklung noch nicht reif genug, um die hohen Anforderungen begreifen zu können, was sich dann in Lernstörungen und anderen Verhaltensauffälligkeiten ausdrückt. Eventuell sollte überlegt werden, ob das Kind nicht ein Jahr zurückgestellt wird, weil das Lernen dann meist viel leichter fällt und der Alltag reibungsloser gelebt werden kann.
Als Hilfe zur Gelassenheit stehen den Eltern vor allem drei homöopathische Mittel zur Verfügung: Nux vomica, Lycopodium und Arsenicum album.

Nux vomica (Brechnuß)

Schenkt Gelassenheit

Wenn ein Elternteil (oder auch beide) trotz aller Bemühungen und guten Vorsätze immer öfter die Geduld bei den Hausaufgaben oder bei der Nachricht von schlechten Noten verliert und statt unterstützendem Verständnis gar Unverständnis zeigt oder sehr mit dem Kind schimpft und die Wutausbrüche immer unkontrollierter werden, dann schenkt das Mittel Nux vomica, über längere Zeit genommen, Gelassenheit und Verständnis für die Situation. Die Eltern werden bereiter, auf die Problematik des Kindes einzugehen, und können sogar woanders, wenn notwendig, Hilfe suchen.

Lycopodium (Bärlapp)

Reduziert überzogene Erwartungen

Wenn Eltern unerbittlich darauf achten, daß ihr Kind sehr gute Leistungen mit nach Hause bringt, kann das zu einer großen Belastung für das Kind werden. Oft fällt es diesen Eltern auch schwer, schlechte Noten gelassen hinzunehmen und sie versuchen dann fast wie ein Kommissar, die Gründe für seine schlechten Noten herauszufinden. Wenn sie sogar ungehalten werden und fast bereit sind, das Kind wegen seiner mangelhaften Leistungen zu verprügeln, dann ist es höchste Zeit, daß sie Lycopodium nehmen, damit das rechte Maß wieder seinen Platz findet.

Arsenicum album (Arsen)

Schenkt Vertrauen in die Fähigkeiten des Kindes

Wenn ein Elternteil durch seine große tiefsitzende Angst, daß sein Kind im Leben nicht zurechtkommt, ständig damit beschäftigt ist, dem Kind Anweisungen zu erteilen und es zurechtzuweisen, mit anderen Worten dem Kind keine Freiheit läßt, selber die Dinge in die Hand zu nehmen, dann leistet Arsen große Dienste, um mehr Frieden und Vertrauen in die Familie zu bringen.

3. Teil

Geschichten aus dem Schulalltag

Im folgenden Kapitel möchten wir Ihnen anhand von Beispielen zeigen, wie sich die Lernproblematik der in Teil 2 vorgestellten Arzneimittelbilder in der Schulpraxis äußert.
Die Lehrerin Renate Markstätter -Mayr arbeitet seit mehreren Jahren mit Schülern, die Lernschwierigkeiten haben. Sie betreut sie einige Wochen lang in kleinen Gruppen. Da kommt es immer wieder mal vor, daß sie, zu einem Kind keinen Zugang findet. Es läßt sich nicht bewegen, im Unterricht mitzuarbeiten und stört den gesamten Ablauf. In ihrer Verzweiflung hat sie begonnen, ein Nothilfeprogramm zu entwickeln. Dabei geht sie oft ungewöhnliche Wege, um schwierige Schüler zu motivieren. Mit viel Phantasie versucht sie, den Lernstoff zu vermitteln.
Frau Markstätter-Mayr hat uns einige ihrer Erfahrungen mit lernbehinderten Kindern mitgeteilt. Sie werden in den folgenden Erzählungen erleben, was auch in einem normalen Schulalltag möglich sein kann.

Allgemeine Ratschläge

- Scheuen Sie sich nicht, ungewöhnliche Wege zu beschreiten, um Ihrem Kind zu helfen.
- Lassen Sie Ihren Phantasien freien Lauf, um den Lernstoff schmackhaft zu machen.
- Wagen Sie vorsichtige Phantasiegeschichten!
- Gehen Sie spielerisch an die Dinge heran.
- Suchen Sie witzige, lustige Lösungen!
- Beobachten Sie Ihr Kind! Es wird Ihnen helfen, einen Weg zu finden.

Heilsalbe heilt nicht nur Verbrennungen

Hier möchten wir Ihnen ein typisches *Lycopodium-Kind* vorstellen. Es hat außergewöhnliche Fähigkeiten. Das herkömmliche Schulangebot ist häufig nicht interessant genug, um seine spezifischen Interessen abzudecken. Erst durch eine besondere Anforderung tritt sein Talent zutage, wie das folgende Beispiel zeigt:

Tobias war nicht zu bewegen, auch nur eine Zeile zu schreiben. Er führte große Reden, griff einen ausländischen Jungen, der nicht so gut Deutsch sprach, ständig an und provozierte ihn, bis es zu Handgreiflichkeiten kam. Der Unterricht geriet durch ihn völlig zum Erliegen. Tobias war uneinsichtig und nicht bereit, sein Verhalten zu ändern.

Am nächsten Tag ereignete sich ein Unfall, bei dem ein Junge schwere Verbrennungen erlitt. Das Ereignis entwickelte sich zum allgemeinen Gesprächsthema. Es bot sich an, eine Heilsalbe für Verbrennungen herzustellen. Das Rezept aus der alten indischen Yumani-Heilkunst hatte ich über Carola und Ravi Roy kennengelernt („Selbstheilung durch Homöopathie“, S. 153.). Natürlich waren Kinder sehr neugierig. Aber Tobias spielte wie immer den Uninteressierten.

Wir verbrannten auf einem Backblech ein Stück Baumwolltuch. Die Asche verrührten wir dann mit Olivenöl zu einer Paste. Alle Kinder, und zu meiner Überraschung auch Tobias, waren eifrig bei der Sache. Die Herstellung wurde anschließend gezeichnet und aufgeschrieben, so daß jedes Kind sein eigenes Rezept mitnehmen konnte. Der Vorfall hatte Tobias völlig verwandelt. Sein ganzes Wissen, das er sich beim Technischen Hilfswerk angeeignet hatte, trat nun zu Tage. Tobias bemühte sich sehr, die Anleitung fehlerfrei anzufertigen. Er lieferte zusätzlich eine ausführliche Beschreibung des Unfalls und der Ersten Hilfe bei Verbrennungen. Fachmännisch untersuchte er außerdem die Feuerlöscher in der Schule. Auf seine Initiative hin wurden alle Feuerlöschgeräte im Schulhaus überprüft. (R. M.-M.)

Buchstaben fliegen im Dreiklang

Das *Lachesis-Kind* gibt sich die größte Mühe beim Lernen, doch seine Gedanken wollen nicht fließen. Das bringt ihn zur Verzweiflung, es ist zum Heulen. Es braucht einen besonderen Stimulus, der sein Kreativitätspotential entblockiert - dann purzeln die guten Ideen nur so aus ihm heraus.

Die Deutschstunde und der Brief an die Mama waren beendet. Alle Kinder liefen in die Pause. Nur Giovanno mühte sich noch ab, seinen Namen darunterzuschreiben. Plötzlich brach er in Tränen aus und schluchzte, daß es ihm nicht einmal gelänge, seinen Namen schön zu schreiben. Trotz aller Bemühungen, würde er viel länger brauchen, als die anderen Kinder.

Ich versuchte, ihn damit zu trösten, daß sein Name ja nicht einfach zu schreiben sei. Außerdem sei ich selbst oft nicht mit meiner Unterschrift zufrieden. Ich schrieb meinen langen Namen auf ein Blatt. Es sah wirklich nicht besonders gut aus. Giovanno trocknete seine Tränen und versuchte sich an seinem Namen. Er hielt den Stift krampfhaft fest, drückte sehr stark auf und hatte Schwierigkeiten, die Buchstaben zu verbinden. Wir betrachteten das Resultat. Ich schlug vor, zusammen zu üben sollten und dabei meine neuen „Leuchtstifte" (Textmarker) auszuprobieren. Die Leuchtstifte entpuppten sich als Zaubermittel. Anfangs noch ungelenk purzelten die Buchstaben bald fröhlich aufs Papier, ringelten sich vielfarbig, tanzten förmlich auf und nieder, wanden sich in Girlanden und flogen im Dreiklang fort.

Giovanno hüpfte singend in die Pause. In den nächsten Tagen malte er fröhlich seinen Namen und brachte kleine Geschichten aufs große Papier. Die farbigen Linien wurden immer flüssiger. Nach einiger Zeit konnte Roberto auch ohne Zauberstifte zügiger schreiben. (R. M.-M.)

Verkrampfung beim Diktat

Das *Silicea-Kind* stellt sehr große Anforderungen an sich. Es möchte alles perfekt machen und findet immer eine Kleinigkeit, wodurch es mit seiner Leistung nicht zufrieden ist. Vor lauter Anspannung kommt es zu Verkrampfungen in den Händen und im Schulter-Nacken-Bereich, wodurch Kopfschmerzen entstehen, die vom Hinterkopf in die Stirn strahlen. Dazu folgendes Beispiel:

Fabian bemüht sich, alle schriftlichen Aufgaben sorgfältig zu erledigen. Da er noch etwas ungelenk schreibt und selbst den kleinsten Fehler sofort ausbessert, braucht er für jede Arbeit verhältnismäßig lange. Er gibt allerdings auch nicht vorzeitig auf.
Als ich ein Diktat ankündigte, erklärte Fabian, daß er nicht mitschreiben könne. Bei Diktaten würde nach kurzer Zeit seine Hand verkrampfen.
Ich sagte ihm, daß ich ganz langsam diktieren würde, und das Diktat außerdem nicht benotet werden würde. Es sollte mir lediglich helfen, herauszufinden, welche Fehlerarten die Schüler machen. Schließlich willigte Fabian ein. Erst las ich den Text vor, dann plauderten wir über den Inhalt, eine Karussellfahrt. Anschließend diktierte ich besonders langsam. Beim ersten Stop schüttelte Fabian seine verkrampfte Hand. Dann dauerte es nur zwei Sätze bis zum nächsten Stop. Als die Hand zum dritten Mal verkrampft, gab Fabian auf.
Eigentlich hatte ich Fabian die Geschichte erst nicht geglaubt, mußte aber einsehen, daß sich Fabians Hand tatsächlich verkrampfte und erfuhr durch die homöopathische Arzneimittellehre die Bestätigung, daß so etwas tatsächlich möglich ist. (R. M.-M.)

Zum Lesenlernen mit Hannibal über die Alpen

Das *Natrium-muriaticum-Kind* braucht lange, bis es sich einem Fremden anvertraut und noch länger, bis es außerhalb des Bekanntenkreises um Hilfe bittet. Es ist oft enttäuscht worden und hat sich verschlossen. Lernen, ohne mit Freude dabei zu sein, schmälert natürlich den Lernerfolg. Dazu ein Beispiel der Lehrerin Renate Markstätter-Mayr.

Nach mehreren Wochen Rechtschreibförderung klagte Benedikt ganz leise: „Was ich eigentlich lernen wollte, habe ich nicht gelernt: nämlich Lesen." Es blieb uns noch eine Woche. Bisher war es Benedikt gelungen, seine Leseschwäche zu vertuschen, da er nur leichte Wörter oder bekannte Texte las.

Ich freute mich sehr, daß er jetzt von sich aus Lesen lernen wollte. Schnell stellte sich heraus, daß wir keine passenden Texte finden konnten. Die üblichen Erstlesetexte interessieren einen Viertkläßler nicht, und sein eigenes Lesebuch haßte er. Schließlich fanden wir in einer Schülerzeitschrift einen Artikel, dessen Bilder Benedikt faszinierten: Elefanten, die über die Alpen zogen. Ein junger Franzose hatte vor ein paar Jahren gewagt, den Zug Hannibals über die Alpen zu wiederholen. Benedikt brannte darauf, die ganze Geschichte zu erfahren. Der Text war für einen Anfänger viel zu klein gedruckt und zu schwer. Ich vergrößerte den Text. Dann wurden die Vokale mit Leuchtstift optisch hervorgehoben, schwierige Konsonantenverbindungen besprochen, lange Wörter in Silben unterteilt. Benedikt begriff alles schnell.

Jetzt konnte Benedikt loslegen, und es ging tatsächlich.

Anfangs las er sehr langsam, aber er verstand den Sinn. Da ihn die Geschichte so sehr interessierte, kam er jeden Tag schon vor dem Unterricht, um ein Stück zu lesen.

Schon nach kurzer Zeit las er verhältnismäßig zügig. Er will im nächsten Schuljahr ins Gymnasium wechseln.

Geometrische Ameisenralley

Rechnen ist der Schwachpunkt des *Syphilinum-Kindes*. Es ist, als ob in seinem Kopf ein großer Quader jeden Rechenversuch abblockt. Besonders an der räumlichen Vorstellungskraft mangelt es. Jede Aufgabe muß mit einem bestimmten Sinn erfüllt sein. Das Kind versteht nicht, warum es sich um etwas bemühen soll. Es will nicht umsonst etwas tun. Dazu ein Beispiel:

Thema der Mathematikstunde war: die Berechnung des Umfangs eines Rechtecks.
Tatsächlich liefen wir dann mit den Ameisen im Quadrat und das kam so zustande:
Kerstin konnte sich so etwas wie „Umfang" einfach nicht vorstellen. Mit den Fingern die Umfangslinie eines Buches nachfahren, messen, zeichnen, ausschneiden, farbig darstellen – alles half nicht. Sie konnte einfach nicht die abstrakte Formel verstehen.
Vielleicht interessierte sie die Aufgabe gar nicht. Aber es gab ja die Ameisen, deren Straßen zwischen den Fußbodenplatten im Gang verliefen.
Plötzlich hieß die Aufgabe: Wie lange braucht eine Ameise, um eine Platte zu umrunden? Wieviele Zentimeter muß sie dabei laufen? Und welche Ameise ist am schnellsten?
Alle Schüler waren sofort begeistert. Die Ameisen wurden „umgeleitet", ihre Geschwindigkeit gestoppt, der Weg gemessen.
Sehr schnell war auch Kerstin klar, daß „ihre" Ameise zweimal die lange und zweimal die kurze Seite entlanglaufen mußte.

Jeronimo haucht ein Diktat aufs Papier

Das *Barium-carbonicum-Kind* braucht einfach eine ganze Weile, bis es etwas versteht. Man muß ganz langsam Schritt für Schritt vorangehen. Damit wächst auch seine Selbstsicherheit, wie das folgende Beispiel zeigt:

Jeronimo weigerte sich, beim Diktat mitzuschreiben. „Es wird ja sowieso wieder eine Sechs!“ All die Jahre Rechtschreiben haben für ihn nur Frust bedeutet. Er scheint resigniert zu haben. Nach Möglichkeit vermeidet er, überhaupt etwas zu schreiben; bestenfalls will er nur abschreiben.
Wir starten einen neuen Versuch: „Kein Fehler kommt mehr aufs Papier!“
Jeronimo glaubt es nicht.
Bei der Vorarbeit werden alle Laute untersucht. Zuerst üben wir die gleich und ähnlich klingenden Laute, dann schauen wir, wie die Laute gebildet werden. Während des Schreibens sprechen wir jeden Buchstaben deutlich aus, d.h. wir sprechen ihn aufs Papier.
Im Probelauf schreiben wir ein unbekanntes Diktat, Wort für Wort. Jeronimo haucht jeden Buchstaben aufs Papier, einen nach dem anderen.
Der erste Satz ist fehlerfrei, und das Eis ist gebrochen.
(R. M.-M.)

Literaturverzeichnis

Handley, Rima: Eine homöopathische Liebesgeschichte, Beck'sche Reihe, München 1998
Roy, Ravi und Lachowski, Karl H.: Elemente der Homöopathie, Sonntag Verlag Regensburg 1982 (vergriffen)
Roy, Ravi und Lage-Roy, Carola: Homöopathische Ratgeber: HR 10 Kinderkrankheiten, HR 15 Impffolgen und ihre Behandlung, Lage & Roy Verlag, Murnau
Kranke Kinder mit Homöopathie behandeln, Droemer Knaur, München
Spindler, Eva: Rechnen lernen, Grundlagen der kybernetischen Methode, Rottenburger Verlag 1996
Ullrich, Klaus: Schule als Familienproblem, Fischer-Tb-Verlag 1993
Wrangsjö, Björn: Jugendliche brauchen Werte, Scherz Verlag, München 1997

Symptomenverzeichnis

A

Abgelehnt, fühlt sich: Ign., Nat-m.
Abneigung:
-Angesprochen zu werden: Ign., Kali-p., Nat-m.
- gegen reden, wünscht still zu sein, wortkarg: Phos., Sulf.
- geistige Arbeit: Ail., Tab.
- Lesen: Nux-v.
- Regeln: Tub.
- Gegen Unterricht: Phos.
- Weigert sich zu antworten: Tab.
Abscheu vor der Arbeit: Arg-n., Calc., Nat-m., Sulf., Tab.
Albern: Tab.
Ärgert sich leicht: Nux-v.
Angst
- den Anforderungen der Schule nicht zu genügen: Polio.
- vor Autorität: Tub.
- seine Individualität zu verlieren: Tub.
- Kindergarten, Schule: Calc., Lyc., Polio
- mit Bauchschmerzen: Calc., Tub.
- Prüfungen: Aeth., Anac., Gels., Syph.
- besser während Prüfung: Lyc.
- drückt sich vor Prüfungen: Arg-n.
- Veränderung: Calc., Lyc., Polio
- zu versagen: Ign., Lyc.
Anerkennung, braucht viel: Calc., Lyc., Polio
Angepaßt, zu sehr: Polio
Angesehen werden, will nicht: Nat-m.
Angesprochen werden, will nicht: Ign., Kali-p., Nat-m.
Anstrengung, körperliche und geistige verschlimmert: Calc.
Antworten:
- Abneigung: Kail-p., Nat-m., Nux-v., Sulf.
- Ärgerlich: Nux-v.
- antwortet nicht: Aeth., Agar., Polio.
- ohne Beziehung zur Frage: Nux-v., Sulf.
- langsam: Phos., Sulf.
- patzig: Nux-v.
- spät und umständlich (braucht lange, bis er die Frage versteht): Bar-c., Calc.,
- unrichtig: Nux-v.
- wiederholt die Frage erst: Sulf.
Appetit vermehrt bei geistiger Arbeit: Kali-p.
Appetitverlust bei Stress: Kali-p.
Arbeit:
- Abscheu vor: Nat-m., Tab.
· Geistiger: Tab.
· Geistige macht ihn fast verrückt: Kali-p.
· Geistige macht ihn unentschlossen: Nat-m., Sulf.
Arbeitsweise
Anfangen zu lernen fällt schwer: Fe-ph., Syph (drückt sich vorm Lernen)
Abgelenkt, leicht: Kalli-s.
Bezug zum Lernstoff fehlt: Alcohol, Aeth.
Faul: Fe-ph.
Fleißig: Kali-p.
Lernt, aber behält nichts: Aeth.
Ordnungsliebend: Lyc.
Präzise: Calc., Lyc.
Zusammenfassungen, braucht: Tub.
Arbeitszeit, am besten nachts: Lach.
Auffassungsgabe:
- leicht: Tab.
- langsam: Fe-ph.
- schnell: Lach., Phos.
Augenkontakt, vermeidet: Nat-m.
Aussehen:
- abgemagert mit aufgetriebenem Bauch: Calc.
- Fettleibigkeit: Calc.
- Kleinwuchs: Calc.
Ausschließen, schließt sich selbst aus Klassengemeinschaft aus: Calc., Nat-m.

B

Begabung:
- einseitig: Syph.
Beginnt alles mögliche und macht nichts fertig: Agar.
Begriffsstutzig: Aeth., Ail.
Beschwerden durch geistige Arbeit
- extrem ordentlich: Nat-m.
- wohlerzogen und gehorsam: Nat.-m.
Bewegungsdrang, starker: Aeth.
- abends: Agar.
Blockademittel: Alcohol., Aeth., Polio
Boshaft: Nat-m.

C

Chaotisch. Am-c.

D

Daumenlutschen: Calc.
Denken:
- Abneigung gegen: Agar
- mit heißem Kopf: Agar
- Denkvermögen, schlechter durch trübes Wetter: Am-c.

Depressiv: Aeth., Lach., Nat-m.
Dumm, hält sich für: Bar-c.

E

Einnässen: Calc.
Einsamkeit, mag die: Nat-m.
Eigensinnig, verbohrt:
Calc., Nux-v., Kali-p., Tub.
Ehrgeizig: Ign.
- Ehrgeiz fehlt: Calc., Lyc.

Eifersucht, unter Schulkindern: Nat-m.
Eile: Nat-m.
Einschlafen in der Schule: Nat-m.
Einzelgänger: Aeth., Lach.
Eltern:
- beschimpft sie: Nat-m.

Entfremdung von der Familie: Nat-m.
Enttäuscht durch Vorbilder: Ign.
Enttäuschung, Folgen von: Ign. Nat-m.
Entwicklung:
- behindert, retardiert: Sulf.
- beim Lesen: Sulf.
- verzögert beim Sprechen: Agar.

Ernst, verschlossen: Nat-m.
Erschöpfung, geistige: Calc., Kali-p.
Erschrickt leicht:
- Lampenfieber, Vorfreude: Sulf.
- wenn beim Namen gerufen: Sulf.

F

Familie, entfremdet von: Nat-m.
Faul, Abneigung gegen Arbeit:
Calc., Lach., Tab.
- nach dem Essen: Agar., Bar-c., Nux-v.

Fehlende Willenskraft: Agar.
Fehler:
- beim Buchstabieren: Sulf.
- langsames Denken: Agar.
- stellt Worte falsch, läßt Worte oder Buchstaben aus: Kali-p.
- beim Sprechen: Lach.
- benutzt die falschen Wörter: Agar.
- gibt falsche Antworten: Nat-m.
- sagt, was er nicht wollte: Nat-m.
- Nennt Sachen beim falschen Namen: Sulf.
- beim Schreiben: Agar., Ign., Lach., Nat-m., Sulf., Tab.
- verspricht sich leicht: Nat-m.
- stellt Worte falsch: Nat-m.
- wiederholt Worte: Sulf.
- Beharrt auf einer falschen Uhrzeit, wird wütend, wenn jemand versucht, ihn zu korrigieren: Sulf.

Fernsehsucht: Calc., Polio
Fleißig: Bar-c., Ign.
- Arbeitswütig, überanstrengt sich: Calc., Nux-v.

Fragt immer, warum?wieso?: Calc., Sulf.
Furcht:
- vor der Arbeit: Sulf.
- vor Freunden: Sulf.
- beim Namen gerufen zu werden: Phos.
- zu versagen, fehlendes Selbstvertrauen: Calc.
- Fehler zu machen, zwanghaft perfek tionistisch: Nat-m.

Frühreife:
- versagt aber trotzdem in der Schule: Sulf.

G

Gebeugte Haltung: Phos., Tub.
Gedächtnis schlecht: Lach.
- für Worte und Namen: Kali-p.

Gedächtnisschwäche:
- Gehörtes, für: Calc., Nat-m.
- Geistige Arbeit macht müde: Calc.
- Gelesenes, für: Calc., Nat-m.
- Muß einen Absatz mehrmals lesen: Ail.
- Personen, für: Ail.
- Extreme Abnahme geistiger Fähigkeiten: Ail.

- Worte, für gesprochene: Ail.
- Vergißt alles, was er gelernt hat: Kali-p.
- Vergißt, was er sagen wollte: Am-c.
- Vergeßlichkeit, andauernde: Ail.

Geistesabwesen: Nat-m.
Geistige Beweglichkeit besser abends: Agar.
Genie oder Brett vor dem Kopf: Syph.
Gescheiterter Ehe, Kind aus: Nat-m.
Geschwätzig,
- singt, redet, antwortet aber nicht auf Fragen: Agar.

Gewissenhaft: Bar-c.
Gleichgültigkeit, wird faul und nachlässig gegenüber der Schule: Kali-p.
Grenzen, braucht: Calc.

H

Händedruck nicht fest:
(warm, weich, feucht) Calc.
Hastigkeit: Nat-m.
Hausaufgaben, Abneigung gegen Hausaufgaben: Kali-sulf
Heimweh: Calc.
Hektisch: Nux-v.
Hunger, ständiger;
muß immer etwas essen: Aeth.

I/J

Impulsiv: Nux-v.
Introvertiert: Nat-m.
Jähzornig: Nux-v.

K

Kleidung, enge unerträglich: Lach.
Konzentration:
- hören nicht zu, passen nicht auf, Kinder wissen nichts nach dem Unterricht: Nat-m.
- begreifen fast nichts: Nat-m.

Konzentrationsschwäche:
Aeth., Ail., Bar-c., Calc.-c.
- morgens: Agar., Phos.
- Gefühl eines Brettes vor dem Kopf: Calc., Syph.

Kopfschmerschmerzen nach geistiger Überanstrengung: Kali-p.hos.
- von Lesen und Schreiben in der Schule oder bei den Hausaufgaben: Calc.
- nach Überanstrengung der Augen: Calc., Nat-m., Tub.

Kummer, Folgen von: Ign. Nat-m.

L

Langeweile: Kali-sulf., Lyc., Phos.
Langsam, trödelt herum: Lach.
- antworten: Phos.
- lernen: Phos.

Legasthenie: Calc., Nat-m., Lyc.
Lehrern, Schwierigkeiten im Umgang mit Autoritäten: Nux-v., Tub.
Leistungsdruck unerträglich: Polio
Lernen:
- Langsam: Ail., Bar-c., Calc., Fe-ph.
- Nachts am besten: Lach.
- Schwer: Phos.

Lesen:
- Konzentrationsschwäche: Lach.
- Müdigkeit durch: Nat-m.
- Schwindel durch: Nat-m.
- Störung: Calc.

Liebeskummer: Nat-m.
Lügt: Alcohol

M

Minderbegabt zu sein: Agar., Bar-c., Polio
Müde: Kali-sulf.
- durch Lesen: Nat-m.

Mutig, angstfrei: Tub.

N

Nägel kauen: Calc, Sulf.
Neid:
- auf die Eigenschaften anderer: Lach.

P

Passivität: Tab, Polio.
Penibel: Ign.
Pflichtbewußt: Nat.-m.
- kein Pflichtgefühl: Lach.

Phantasien, Einbildung, hochfliegende: Kali-p., Lach.
Philosophie, sehr fähig, liebt Theorien: Sulf.
Pläne, schmiedet viele: Sulf.

Plötzlicher Leistungsabfall: Lach.
Prahlerisch: Nat-m.
Pünktlich, immer: Calc., Nat-m.

R

Rechte, glaubt keine zu haben: Polio
Rechthaberisch: Lyc., Nux-v.
Redselig: Lach.
Reden
- weiß nicht, was er sagen soll: Nat-m.
- vertauscht Worte: Am-c.

reizbar: Am-c.
Religiöse Neigung:
Ars., Calc., Lach., Nux-v., Sulf.
Ruhe, will in Ruhe gelassen werden: Am-c.

S

Schmutzig, wäscht sich nicht: Am-c.
Schwäche:
- nach geringster Anstrengung: Calc.
- Kinder können Kopf nicht halten: Aeth.

Selbständig, früh, kümmert sich um die Geschwister: Nat-m.
Selbstbetrug: Tabac.
Selbstbewußt: Lyc.
Selbstüberschätzung, spricht immer von sich selbst: Calc., Lach., Sulf.
Selbstvertrauen fehlt: Nat-m.
Schlafbedürfnis erhöht: Am-c.
Schlaflosigkeit durch Schulprobleme: Kali.p.
Schlafmangel, Folgen von: Kali.p., Nux-v.
Schnell, zu: Nux-v.

Schulfächer:
Begabung für:
Biologie: Lyc.
Experimente: Tub.
Gedichte schreiben: Agar
Handarbeit: Calc., Phos.
Harfe: Kali-p.
Kunst: Calc., Sulf., Tub.
Mathe: Calc., Kali-sulf., Nux-v.
Musik: Calc.
Philosophie: Sulf.
Physik: Lyc.
Schwimmen: Calc.
Singen: Agar, Phos.
Sport: Aeth., Kali-p.
- Artistik: Sulf., Phos.

Tanzen: Calc., Agar, Tabac
Technik: Lyc.
Theater: Phos.

Braucht Unterstützung bei folgenden Schulfächern:
Deutsch:
- liest Wörter von hinten: Calc.
- vertauscht ähnliche Wörter: Calc.

Flüchtigkeitsfehler: Lyc., Agar., Am-c.
- läßt Buchstaben aus: Lyc.
- vertauscht Buchstaben: Lyc.

Geometrie: Calc.
Hausaufgaben: Kali-s.
Mathe: Calc., Ail., Am-c., Syph., Nat-m., Tub (v. a. 12 – 16 Jahre)
Latein: Fe-ph
Lesen, Abneigung gegen: Aeth.
Musik: Tabac.
Sport: Calc.
- unkoordinierte Bewegungen: Agar

Sprachen lernen: Agar., Fe-ph., Lyc., Sulf. (Vokabeln lernen)
Texterfassung:
- muß Texte öfter lesen: Ail.

Trockener Lernstoff: Kali-s.
Zeichnen: Sulf.

Schüchtern: Kali-p.
- mag nicht vor der Klasse reden: Nat-m.

Schwermütig. Lach.
Schwäche, Kinder können Kopf nicht halten: Aeth.
Schwäche in der LWS, nicht kräftig genug, lange zu stehen: Calc.
- rutscht beim Sitzen auf dem Stuhl nach vorne: Calc.

Schwer von Begriff: Calc.
Schwindel
- durch Lesen: Nat-m.

Selbstkritisch: Nat-m.
Sitzen, will immer: Nat-m.
Sprechen:
- Fehler beim: Am-c., Ign
- Findet nicht die richtigen Worte: Agar., Nat-m.
- Errötet beim Reden: Agar.
- Hastig, springt von einem Thema zum nächsten: Ign
- Stundenlang über eine Sache: Ign.

Sprunghaft: Lach.
Still sitzen unmöglich: Syph.
Stimulanzien, braucht: Nux-v.

T

Tadelt sich selbst: Nat-m.
Traumwelt, lebt in einer: Aeth.
Trotzig: Tub.

U

Überarbeitung, folgen von geistiger: Kali-p.
Überfordert, fühlt sich: Kali-p.
Übernimmt sich leicht: Lyc.
Übertreibungen, Neigung zu: Ign.
Umzug, Schwierigkeiten durch: Ign., Nat-m.
Unentschlossenheit: Agar.
- bei geistiger Arbeit: Nat-m., Sulf.
Unfähig zu denken oder sich zu konzentrieren: Aeth., Bar-c.
Ungeduld:
- kratzt sich am Kopf: Nat-m.
Ungeschickt, stößt überall an: Nat-m.
Unsicher: Aeth.
Unterricht, beteiligt sich wenig: Polio.

V

Vergesslich: Lyc.
- vergißt alles in Prüfungen: Gels
Verlangen
- nach Anerkennung: Phos.
- nach geistiger Aktivität: Tub
Verschlossen, ernst: Nat-m.
Verweigert den Schulbesuch: Tub.
Vorsichtig: Am-c.

W

Wachstum, zu schnell; bei Kindern, Jugendlichen und die zu gebeugter Haltung neigen; anämisch: Phos.
Wahrnehmungsschwäche: Ail.
Weinen:
- bei Ermahnungen: Calc., Lyc., Ign., Nat-m.
- leicht: Phos.
- bei Vorhaltungen: Ign.
Wettbewerb, erträgt keinen: Polio
Widerspenstigkeit: Ign.
Widerspruch, verträgt keinen: Ign.
Widersprüchlichkeit: Ign.
Willensschwäche: Polio., Tab.
Willensstark: Tub.
Will nicht
- angefaßt werden: Tub.
- angesehen werden: Tub.
- angesprochen werden: Tub.
Wortkarg: Aeth.
Wutanfälle: Nux-v., Tub.

Z

Zaghaftes Auftreten: Aeth., Gels.
Zerstreut, weiß nicht, was er sagen soll: Nat-m.
Zieht sich zurück: Lach.

Leichter lernen mit den Chakra-Blütenessenzen von Carola und Ravi Roy

Diese Blütenessenzen stammen von einem alten keltischen Kraftort in Deutschland und einer Hochebene über 2000 m aus New Mexico. In der Regel genügt es, ein bis zwei Tropfen am Tag einzunehmen.

Solarplexus Essenz
Diese Blüte hilft einem, das Wesentliche bei einer Prüfung zu verstehen und sich darauf zu konzentrieren. Sie ist nicht nur für Schüler und Studenten hilfreich, sondern für alle Menschen, die die Prüfungen des Alltags besser meistern möchten.
Affirmation: Mögest du jede Prüfung bestehen!

Juwel der Essenzen
Der Blauregen ist eine äußerst kraftvolle Kletterpflanze, die uns durch ihre tiefen Wurzeln erdet und die Standhaftigkeit verleiht, uns nach oben zu öffnen und immer mehr emporzustreben. Die Essenz wirkt auf das Scheitelchakra und stellt die vollständige Balance zwischen der rechten und linken Gehirnhälfte wieder her. Das Ungleichgewicht kann zu Kopfschmerzen sowie Konzentrations- und Aufmerksamkeitsstörungen führen. Die Glycinie kann auch äußerlich auf die schmerzende Stelle, z.B. bei Kopfschmerzen und Sinusitis, aufgetragen werden.
Affirmation: Ehre dem Allgegenwärtigen!

Essenz des blauen Strahls
Diese Essenz hilft, sich auf das Wesentliche zu konzentrieren! Besonders geeignet für Lernende, die sich nicht konzentrieren können oder Menschen, die sich mit unwichtigen Sachen verzetteln anstatt ihre Aufgaben anzugehen.
Affirmation: Dein Wille geschehe!

Herzchakra Essenz – Goldiger Stern
Sie wirkt harmonisierend auf das Herzchakra und heilt alte sowie frische emotionale Verletzungen des Herzens. Passend, wenn sich ein Kind von Eltern, Mitschülern oder Lehrern nicht geliebt oder akzeptiert fühlt, weil es deren Erwartungen nicht erfüllt. Das zu Grunde liegende Trauma mag dabei schon sehr alt, bzw. in frühester Kindheit entstanden sein. Für Kinder, die unter einer geschiedenen oder zerrütteten Ehe leiden, ist es ein Segen. Es hat schon einige Ehen gerettet, indem es hilft, von Herzen zu vergeben und zu verzeihen. Kinder mit Verhaltensauffälligkeiten kommen mit schwierigen Situationen besser zurecht. Gute Wirkung auch in Stress- und Notfallsituationen! Am Geburtstag eingenommen, öffnet es das Herz für einen neuen Anfang.
Affirmation: Möge das Herz lachen!

Weitere Chakra-Blütenessenzen:

Magnetische Essenz
Yucca wirkt formgebend auf die Struktur der Wirbelsäule, wodurch die Energie in den Nervenbahnen wieder ungestört fließen kann. Dadurch kann es zu einer Verbesserung der Blutzirkulation kommen. Auf der energetischen Ebene werden Blockaden in der Wirbelsäule aufgelöst, die durch Verletzungen, Verrenkungen oder entzündliche Prozesse entstanden sind. Dies wirkt sich vor allem auf den Ener-giefluß im weiblichen Becken aus.

Mückenschutz-Essenz
Diese Essenz nimmt sowohl den lästigen Juckreiz nach Mücken-stichen als auch unangenehme Schwellungen und Entzündungen. Ein Tropfen der Essenz wird äußerlich auf die Stiche aufgetragen, oder man nimmt vorbeugend dreimal täglich einen Tropfen ein. Beginnen Sie damit, sobald Sie sich den Mücken ausgesetzt haben.

Die Chakra Blütenessenzen sind in 10 ml Fläschchen beim Lage & Roy Verlag erhältlich.

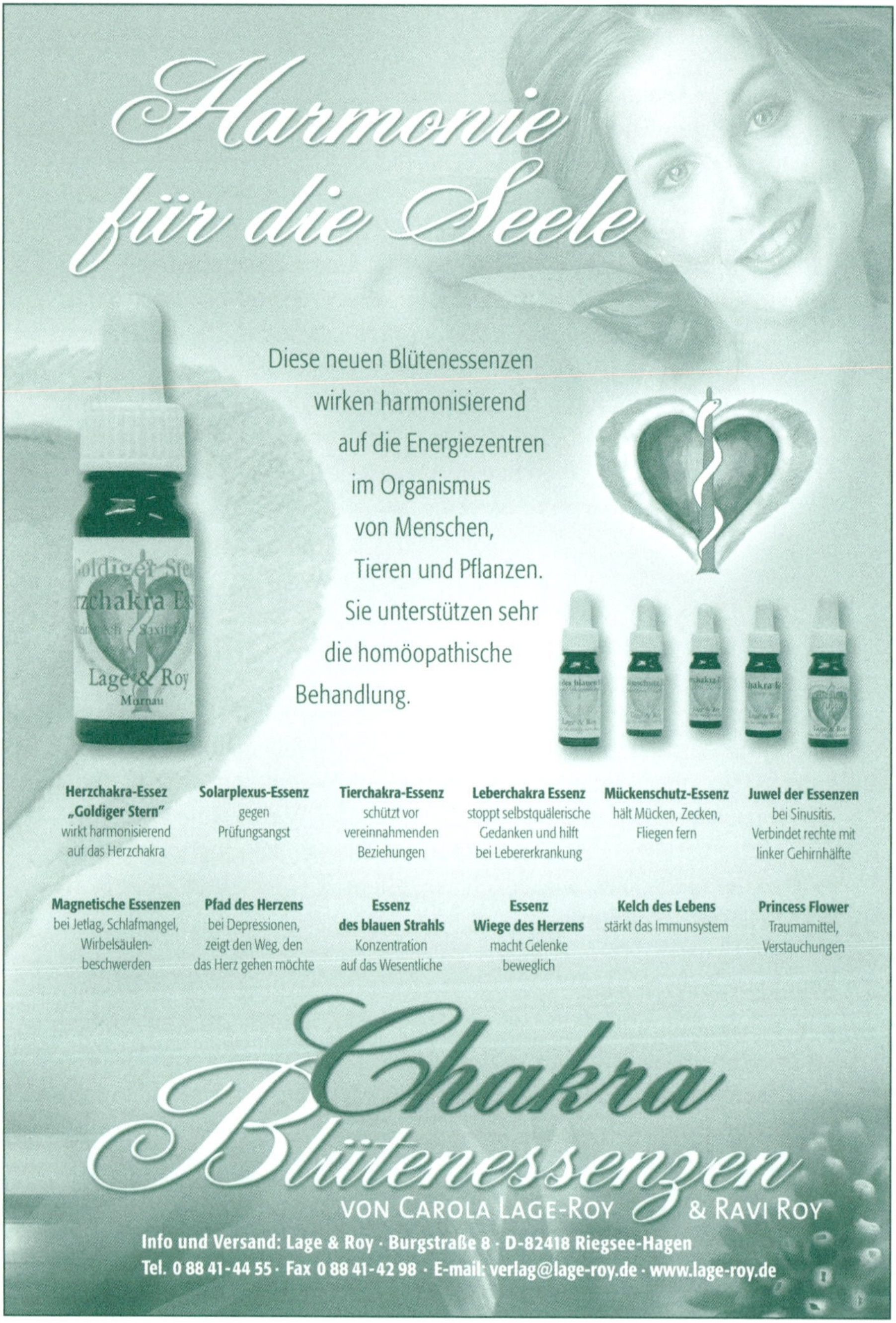
Harmonie für die Seele
Diese neuen Blütenessenzen wirken harmonisierend auf die Energiezentren im Organismus von Menschen, Tieren und Pflanzen. Sie unterstützen sehr die homöopathische Behandlung.
Herzchakra-Essez „Goldiger Stern" wirkt harmonisierend auf das Herzchakra
Solarplexus-Essenz gegen Prüfungsangst
Tierchakra-Essenz schützt vor vereinnahmenden Beziehungen
Leberchakra Essenz stoppt selbstquälerische Gedanken und hilft bei Lebererkrankung
Mückenschutz-Essenz hält Mücken, Zecken, Fliegen fern
Juwel der Essenzen bei Sinusitis. Verbindet rechte mit linker Gehirnhälfte
Magnetische Essenzen bei Jetlag, Schlafmangel, Wirbelsäulen-beschwerden
Pfad des Herzens bei Depressionen, zeigt den Weg, den das Herz gehen möchte
Essenz des blauen Strahls Konzentration auf das Wesentliche
Essenz Wiege des Herzens macht Gelenke beweglich
Kelch des Lebens stärkt das Immunsystem
Princess Flower Traumamittel, Verstauchungen
Chakra Blütenessenzen
von Carola Lage-Roy & Ravi Roy
Info und Versand: Lage & Roy · Burgstraße 8 · D-82418 Riegsee-Hagen
Tel. 0 88 41-44 55 · Fax 0 88 41-42 98 · E-mail: verlag@lage-roy.de · www.lage-roy.de

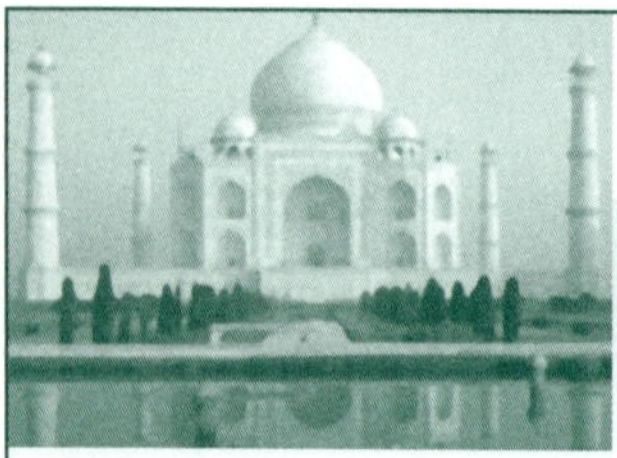

Homöopathisches Prophylaxeprojekt!

Wenn Sie bei der Durchführung der homöopathischen Prophylaxe professionelle Hilfe benötigen, wenden Sie sich bitte an SURYA, den im Jahre 2001 gegründeten Verein zur Verbreitung der Homöopathie. Der Verein hat sich die Bekanntmachung, Erforschung und Weiterentwicklung der homöopathischen Prophylaxe zum Ziel gesetzt! Obwohl die homöopathische Prophylaxe seit 200 Jahren bekannt ist und sich bestens bewährt hat, ist ihr heute aufgrund der Übermacht der materialistischen Denkweise die Anerkennung wieder entzogen worden. Wir möchten ihr wieder den Platz verschaffen, der ihr gebührt.

Mit *Ihrer Mitgliedschaft und Ihrer Spende* können Sie einen entscheidenden Beitrag für die Gesundheit Aller leisten. Die Homöopathie schützt uns vor gefährlichen Krankheiten, indem sie unser Selbstheilungssystem aktiviert, statt es zu bekämpfen und frei von Nebenwirkungen ist. Vor jeder Prophylaxe wird der aktuelle und chronische Gesundheitszustand erfragt. Mögliche Kontraindikationen werden ausgeschlossen, um einen sicheren und nebenwirkungsfreien Schutz zu gewährleisten. Mit dieser Methode ist es möglich, neben der *Grippe* auch vor anderen schweren Krankheiten zu schützen, gegen die es keine Impfungen gibt, wie z.B. gegen *Erkältungskrankheiten, Scharlach, Borrelliose, Salmonellose* etc. Zeitpunkt und Art des Schutzes werden in einem Gesundheitspaß dokumentiert. Die Daten werden von uns ausgewertet. Bei Interesse an einem Schutz vor der Grippe, Kinder-, Tropen- oder berufsbedingten Infektionskrankheiten wenden Sie sich bitte an:

SURYA

Verein zur Verbreitung der Homöopathie e.V., Burgstraße 8,
D-82418 Murnau bei Hagen, Tel.: 08841/4455, Fax 4298

Mitglieder des Vereins können die Seminare von Ravi Roy und Carola Lage-Roy zu einem ermäßigten Preis (6% Vergünstigung) besuchen.

SURYA **Zeitschrift für Homöopathie, Gesundheit und Heilen**
erscheint zweimal jährlich!
Für *SURYA*-Mitglieder kostenlos.
Fordern Sie bitte Informationsmaterial an!

HOMÖOPATHISCHE RATGEBER

Die „Homöopathischen Ratgeber" haben eine lange Entwicklungsgeschichte hinter sich. Aus den vielen Fragen, die immer wieder von Kursteilnehmern, Therapeuten und Laien gestellt wurden, entstand die Idee, eine Schriftenreihe über diese Themen herauszugeben. Sie wendet sich an alle, die an der Homöopathie interessiert sind – sowohl Laien als auch an Therapeuten.

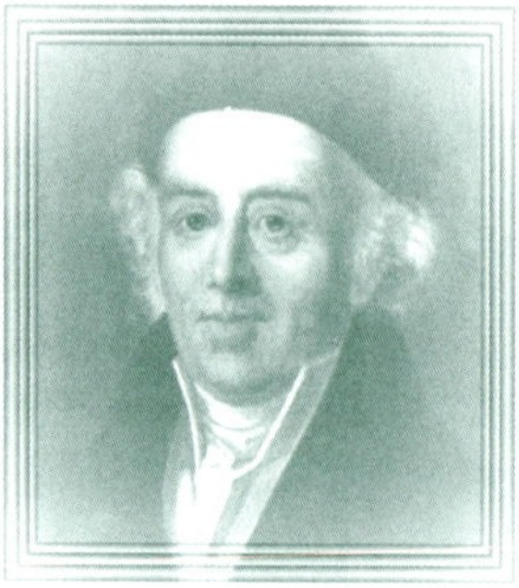

HR 1 REISEN, auch Tropenreisen
Reiseübelkeit, Jetlag, Klimaanpassung, Prophylaxe und Behandlung bei Tropenkrankheiten: Malaria, etc., Durchfall, giftige Pflanzen uva.. *156 Seiten*

HR 2 NOTFÄLLE
Operationsbegleitung und Nachsorge, Wunden, Sportverletzungen, Verbrennungen, Erfrierungen, Vergiftungen, Zeckenbiß, Insektenstiche, Sonne und Hitze, Atmungsnotfälle, Angina pectoris. *70 Seiten*

HR 3 IMPFSCHÄDEN
Impfung aus homöopathischer Sicht, Impfblockaden, schwere Impfschäden (von Dr. Buchwald), Risiken des Tine-Test, Impffolgen, Was Eltern vor und nach der Impfung wissen sollten, Rechtshilfe. *72 Seiten*

HR 4 HOMÖOPATHISCHE PROPHYLAXE
Sanfter Schutz vor Kinderkrankheiten: Nosoden, Hauptmittel, Genius epidemicus, Folgen der Meningitis + MMR-Impfung. *112 Seiten*

HR 5 ERKÄLTUNGSKRANKHEITEN
Stärkung des Immunsystems, Wesen des tuberculinischen Miasmas, Grippe und Nachbehandlung, Risiken der Grippeschutzimpfung, heilsames Fieber, Fieberkrampfmittel, Zungendiagnostik. *144 Seiten*

HR 6 SCHWANGERSCHAFT
Ängste, Übelkeit, Sodbrennen, Verstopfung, Anämie, Ödeme, Placenta praevia, Rhesusfaktor, Abort, vorgeburtliche Tests, Medikamente, Bildschirmarbeit. *69 Seiten*

HR 7 GEBURT
Homöopathie zur Geburtsvorbereitung und -begleitung, bei schmerzhaften Wehen, als Dammschutz, Gefahren der Routinemaßnahmen, z.B. Ultraschall, bei Eklampsie, bei Kaiserschnitt und vieles mehr. *75 Seiten*

HR 8 DIE MUTTER IN DER STILLZEIT
Nachwehen, Wochenbettfluß, Uterusrückbildung, Wochenbettdepression, Brustentzündung, Durchfall, Verstopfung, Urinverhalten, geburtsbedingte Verletzungen. *104 Seiten*

HR 9 DAS BABY
Rachitisprophylaxe, Gelbsucht, Erbrechen, Krämpfe, Schnupfen, Wundsein, Öleinreibung, Plötzlicher Kindstod. *112 Seiten*

HR 10 KINDERKRANKHEITEN
Scharlach, Masern, Windpocken, Mumps, Röteln, Keuchhusten. *51 Seiten*

HR 11 ZÄHNE
Amalgam-Ausleitung, Fluorproblematik, Kariesprophylaxe, Ausleitung von Betäubungsmitteln, Zahnarztangst, homöopathische Schmerzmittel, Kieferregulierung. *70 Seiten*

HR 12 GRUNDLAGENWISSEN
Grundlagen der Homöopathie, Mythen und Vorurteile, Biographie Hahnemanns, Anekdoten, homöopathischer Kriminalroman, fiktives Interview. *112 Seiten*

HR 13 RADIOAKTIVITÄT, OZON UND SONNE
Arzneimittelprüfungen + Erfahrungsberichte: Plutonium, Radium bromatum, Röntgenstrahlen, Schutz vor Ozon und Sonne, Ernährungstips, bestrahlte Lebensmittel. *72 Seiten*

HR 14 NEURODERMITIS
Wichtige Mittel, allgemeine Maßnahmen, Gefahren der Polioimpfung, Polionosode, Gegenüberstellung: Homöopathie und Klinische Ökologie, Allergieauslöser. *60 Seiten*

HR 15 BEHANDLUNG VON IMPFFOLGEN
Neue Mittelbilder: Polio und Tetanusnosode, Impffolgen wie Allergien, Neurodermitis, Autismus, Konzentrations- und Lernschwierigkeiten. *58 Seiten*

HR 16 MENSCH UND TIER
Mittel für Hunde, Katzen, Pferde, miasmatische Bedeutung des Fleischverzehrs, Ungezieferbefall, Wurmkur, Tollwutprophylaxe. *117 Seiten*

HR 17 DAS WESEN DER MIASMEN
Es werden sieben Krankheitsursachen dargestellt – wie sie sich entwickelt haben und wie man sie überwinden kann. *120 Seiten*

HR 18 VÖGEL, GEFLÜGEL UND ZIERVÖGEL
Parasiten, Durchfall, Schnabelschwamm, Schnupfen, Allergien, Federrupfen, Seuchenprophylaxe auf Straußen- und Hühnerfarmen, spirituelle Erlebnisse mit Vögeln. *75 Seiten*

HR 19 SCHULSCHWIERIGKEITEN
Ein Ratgeber für Eltern, Lehrer und Erzieher. Arzneimittelbilder und Fallbeschreibungen, Konzentrationsprobleme, Schulangst oder Unlust, Probleme in der Pubertät, Depressionen, Lese- und Rechtschreibschwäche. *120 Seiten*

HR 20 AIDS
Kritische Auseinandersetzung mit der herrschenden Lehrmeinung, Gegenüberstellung von Dogmen und Tatsachen, echte Ursachen für ein geschwächtes Immunsystem, Erläuterung der homöopathischen Therapie. *120 Seiten*

HR 22 ARZNEIMITTELWESEN
Die Wesen der homöopathischen Mittel werden von Ravi Roy lebendig und einprägsam in Form einer spannenden archetypischen Geschichte dargestellt. Die Symptomenkomplexe, wichtigsten Merkmale und charakteristischen Symptome sind detailliert ausgearbeitet. *160 Seiten*

Bestellkarte

Bücher und Chakra-Blütenessenzen von Ravi und Carola Roy

	Alle Preise in €
❑ **NEU! Biowaffen und Homöopathie** (gebunden)	18,00
❑ Forschungsskripten (gebunden)	35,00
❑ Homöopathie für Mutter und Kind (Taschenbuch)	9,50
❑ Erste-Hilfe Homöopathie (Taschenbuch)	8,00
❑ Das Immunsystem stärken mit Homöopathie (Tb)	9,00
❑ Selbstheilung durch Homöpathie (Tb)	10,90
❑ Kinder mit Homöopathie behandeln (Taschenbuch)	12,90
❑ Pulford/Roy: Pneumonie - Lungenentzündung homöopath. behandeln	32,00
❑ Shepherd, Dorothy: Das Wunder der unsichtbaren Kraft	22,50
❑ Roberts, H.: Repert. der Empfindungssympt., Als-ob-Symptome	50,00
❑ Skywalker, Alrun: Yin Yang Qi Gong	15,00
❑ Hahnemann-Poster (farbig)	6,00
❑ **Englische Literatur:** Homoeopathic Guide for Travellers	9,50
❑ Homoeopathy Family Home Care (Englisch)	24,95
❑ SARS E-Book (Englisch)	14,50

Vorankündigung

❑ Ravi, Roy: Praktisches Repertorium **Subskriptionspreis bis Erscheinen 120,00 €**	später 135,00
❑ Handbuch der Chakra Blütenessenzen	ca. 12,00
❑ HR 21 Lungenentzündung und SARS	14,50

Homöopathische Ratgeber

❑ HR 1 Reisen	9,50
❑ HR 2 Notfälle	8,50
❑ HR 3 Impfschäden	11,00
❑ HR 4 Homöopathische Prophylaxe **NEU! erweiterte Auflage**	11,00
❑ HR 5 Erkältungskrankheiten **NEU! erweiterte Auflage**	12,90
❑ HR 6 Schwangerschaft	8,50
❑ HR 7 Geburt	10,50
❑ HR 8 Die Mutter in der Stillzeit	10,50
❑ HR 9 Das Baby	10,50
❑ HR 10 Kinderkrankheiten	8,50
❑ HR 11 Zähne	10,50
❑ HR 12 Grundlagenwissen	12,50
❑ HR 13 Radioaktivität, Ozon und Sonne	8,50
❑ HR 14 Neurodermitis	8,50
❑ HR 15 Impffolgen und ihre Behandlung	12,50
❑ HR 16 Mensch und Tier	14,00
❑ HR 17 Das Wesen der Miasmen	12,50
❑ HR 18 Vögel	8,50
❑ HR 19 Schulschwierigkeiten	10,50
❑ HR 20 Aids	12,50
❑ HR 22 Arzneimittelwesen	12,50

Die Ratgeberpakete

❑ Reisen (HR 1, 2) statt 18 €	nur 16,50
❑ Impfen (HR 3, 4, 10, 15) statt 43 €	nur 40,00
❑ Rund um die Geburt (HR 6, 7, 8, 9) statt 40,00 €	nur 38,00
❑ Komplettpaket (alle 22 Ratgeber) statt 233,40 €	nur 212,00
❑ SURYA - Zeitschrift für Homöopathie, Gesundheit und Heilen, Nr. 1	6,00
❑ SURYA Nr. 2 / 6,00 € ❑ SURYA Nr. 3 / 8,00 €	
❑ SURYA Nr. 4 / 8,00 € ❑ SURYA Nr. 5 / 8,00 €	
❑ SURYA Abo (2 x jährlich)	16,00

Chakra-Blütenessenzen von Ravi und Carola Roy

❑ Essenz des Blauen Strahls (10 ml)		10,00
❑ Herzchakra Essenz (10 ml)		10,00
❑ Juwel der Essenzen (10 ml)		10,00
❑ Leberchakra Essenz (10 ml)		10,00
❑ Magnetische Essenz (10 ml)		10,00
❑ Mückenschutz Essenz (10 ml)		10,00
❑ Pfad des Herzen Essenz (10 ml)		10,00
❑ Solarplexus Essenz (10 ml)		10,00
❑ Tierchakra Essenz (10 ml)		10,00
❑ Wiege des Herzens (10 ml)		10,00
❑ Kelch des Lebens Essenz (10 ml)		10,00
❑ Prinzessinchakra Essenz (10 ml)		10,00
❑ alle zwölf Essenzen	(statt 120 €) nur	110,00
❑ zehn Essenzen in herzförmiger Holzdose	(statt 129,90 €) nur	119,00
❑ herzförmige Holzdose		29,90

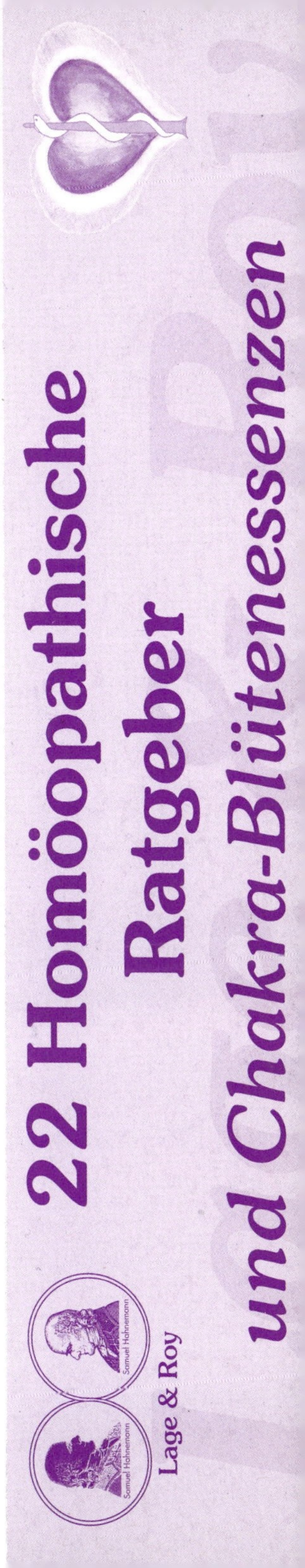